临床影像诊断与技术应用

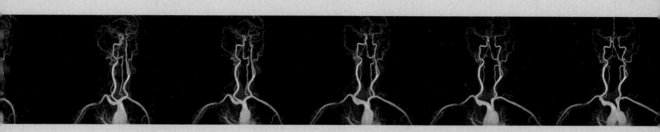

么荣荣 刘 欣 焦新宇 主编

中国纺织出版社有限公司

图书在版编目（CIP）数据

临床影像诊断与技术应用 / 么荣荣，刘欣，焦新宇
主编. -- 北京：中国纺织出版社有限公司，2024.5
ISBN 978-7-5229-1728-3

Ⅰ.①临… Ⅱ.①么… ②刘… ③焦… Ⅲ.①影像诊断 Ⅳ.①R445

中国国家版本馆CIP数据核字（2024）第082673号

责任编辑：傅保娣　　责任校对：王蕙莹　　责任印制：王艳丽

中国纺织出版社有限公司出版发行
地址：北京市朝阳区百子湾东里A407号楼　邮政编码：100124
销售电话：010—67004422　传真：010—87155801
http://www.c-textilep.com
中国纺织出版社天猫旗舰店
官方微博 http://weibo.com/2119887771
三河市宏盛印务有限公司印刷　各地新华书店经销
2024年5月第1版第1次印刷
开本：787×1092　1/16　印张：12.5
字数：260千字　定价：88.00元

孙　伟　　青岛大学附属医院

李　磊　　湖南省永州市中心医院

李迎辞　　哈尔滨医科大学附属肿瘤医院

李金梅　　中国人民解放军北部战区总医院

李建英　　佳木斯大学附属第一医院

杨思琪　　中国人民解放军北部战区总医院

何　鑫　　哈尔滨医科大学附属第四医院

张　美　　南京医科大学附属江宁医院

陆国秀　　中国人民解放军北部战区总医院

岳忠鑫　　中国人民解放军北部战区总医院

胡建敏　　青岛大学附属医院

姜庆久　　佳木斯大学附属第一医院

姚　卿　　黑龙江省中医医院

唐丹丹　　永州市中心医院

唐至立　　永州市中心医院

程晓莉　　胜利油田中心医院

焦新宇　　黑龙江中医药大学附属第二医院

前　言

医学影像学是研究借助于某种介质（如 X 射线、电磁场、超声波等）与人体相互作用，把人体内部组织器官结构、密度以影像方式表现出来，供医师根据影像提供的信息进行判断，从而对人体健康状况进行评价的一门学科。医学影像学在疾病诊断和治疗中发挥着越来越重要的作用，而影像学设备的发展使图像分辨率和诊断的准确率明显提高，影像诊断已从单一依靠形态变化进行诊断发展成为集形态、功能和代谢改变为一体的综合诊断。在诊断的同时也开展治疗，扩大了医学影像的应用范围。

《临床影像诊断与技术应用》介绍了呼吸系统疾病的 X 线诊断、循环系统疾病的 X 线诊断、消化系统疾病的 X 线诊断、骨与关节疾病的 X 线诊断、呼吸系统疾病的 CT 诊断、神经系统疾病的 CT 诊断、消化系统疾病的 MRI 诊断及循环系统疾病的 MRI 诊断等内容。全书选材新颖，内容简明，图文并茂，易于掌握，查阅方便，可供临床工作及教学参考。

在编写过程中，由于作者较多，写作方式和文笔风格不一，加之时间有限，难免存在疏漏和不足之处，望广大读者提出宝贵的意见和建议，谢谢！

编　者
2023 年 12 月

目　录

第一章

呼吸系统疾病的 X 线诊断

第一节 气管、支气管疾病

一、慢性支气管炎

（一）临床表现

多见于老年人，咳嗽、咳痰，痰黏稠不易咳出。并发感染时，痰量增多，有时带血丝，多在冬、春季发病。

（二）X 线表现（图 1-1）

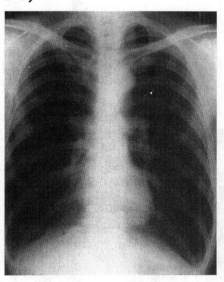

图 1-1 慢性支气管炎 X 线表现

（1）肺纹理增多、紊乱、扭曲、"轨道征"。

（2）弥漫性肺气肿：表现为两肺透光度增高，膈肌低平，垂位心，桶状胸。

（3）肺动脉高压：右下肺动脉横径超过 15 mm。

（4）气管刀鞘状改变。

（三）诊断要点

1. 早期无异常征象

（1）肺纹理增多、紊乱、扭曲、"轨道征"。

（2）肺气肿。

（3）并发症：肺大疱、继发感染。

（4）肺纤维化。

（5）肺动脉高压、肺心病。

（6）气管刀鞘状改变。

2. 临床诊断标准

慢性进行性咳嗽持续发作 2 年以上，每年连续咳嗽、咳痰至少 3 个月，并除外全身性或肺部其他疾病。

（四）鉴别诊断

应与间质性肺炎、结缔组织病、尘肺、细支气管炎等相鉴别。

（五）比较影像学与临床诊断

（1）X 线检查结合临床病史、症状是较为简单的诊断方法，随访的目的是除外肺部其他疾病及发现并发症。

（2）CT 显示肺间质及肺实质细微改变，此为重要的补充手段。

（3）对心脏进一步检查，以确定有无继发肺源性心脏病。

二、支气管扩张

（一）临床表现

咳嗽、咳脓痰，病史较长，约半数患者咯血，多为成人。病变广泛者有胸闷、气短。听诊可闻及啰音，少数患者有杵状指。

（二）X 线表现（图 1-2）

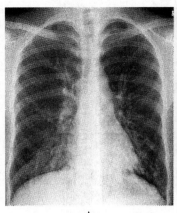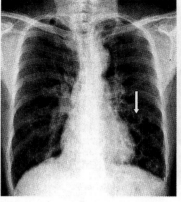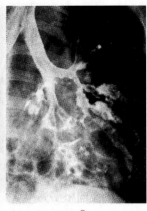

A　　　　　　　　　B　　　　　　　　　C

图 1-2　支气管扩张 X 线表现

注　A. 柱状气管扩张；B、C. 囊状支气管扩张。

1. 柱状支气管扩张

两下肺纹理增多、增粗、"轨道征"、不规则的杵状致密影即指套征。

2. 囊状支气管扩张

（1）左下肺野囊状或蜂窝状阴影，囊底小液平。

（2）肺纹理增粗、模糊。

（3）肺片状阴影。

（三）诊断要点

早期支气管扩张平片无异常。中、晚期可出现以下表现。

（1）柱状支气管扩张：肺纹理增多、增粗，"轨道征"，不规则的杵状致密影即"指套征"。

（2）囊状支气管扩张：囊状或蜂窝状影，囊底小液平。

（3）局限性胸膜增厚、粘连。

（4）肺不张。

（5）肺内炎症。

（四）鉴别诊断

支气管扩张应与多发性肺囊肿相鉴别：前者壁稍厚，且不规则，局部肺纹理增粗、紊乱，常继发于肺结核、慢性肺炎、肺间质纤维化、胸膜肥厚；后者壁较薄、光滑、个大，少有液平，常在幼年或青年时发病，肺气囊圆形、薄壁、空腔，变化快，伴有肺内浸润。

（五）比较影像学与临床诊断

（1）支气管造影确定支气管扩张的部位、范围及类型，有利于确定手术方案。

（2）CT、MRI 检出率高，明确诊断及范围。

（3）多数患者有咯血史，依据典型症状、体征及 X 线表现，可作出初步诊断。CT 检查和支气管造影检查是主要诊断手段。

三、先天性支气管囊肿

（一）临床表现

青壮年多见，较大囊肿会压迫肺或纵隔，引起呼吸困难、发绀、咯血。并发感染时则有发热、咳嗽和咳脓痰等症状。

（二）X 线表现（图 1-3）

（1）圆形或椭圆形阴影，密度均匀，边缘光滑、清楚。

（2）囊腔内出现液平面，并发感染时呈环形透亮阴影。

（三）诊断要点

本病多发生在肺内，少数在纵隔内。

（1）单发性囊肿：多见于下叶，多发性囊肿可见于一叶、一侧或双侧肺野。

（2）含液囊肿：单发含液囊肿为圆形或椭圆形，密度高且均匀，边缘清楚、锐利，囊壁可弧形钙化，周围肺组织清晰，深呼吸时大小、形态有改变。

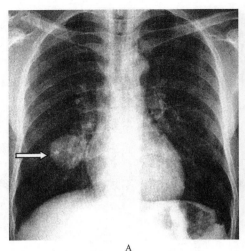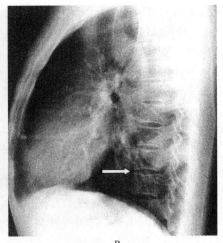

A   B

图 1-3　先天性支气管囊肿 X 线表现

注　A. 圆形阴影；B. 液平面。

（3）液—气囊肿：囊腔内出现液平面。

（4）多发性肺囊肿：呈蜂窝肺。

（5）含气囊肿：薄壁环状透亮影。

（6）囊肿周围的炎性浸润或肺不张。

（7）胸膜增厚。

（四）鉴别诊断

1. 肺大疱

多发于肺外围部。

2. 结核空洞

周围有卫星灶，既往有结核病史，好发于肺上叶尖后段及下叶背段，发现钙化有助于鉴别，痰检可查到结核分枝杆菌。

3. 肺隔离症

类似于支气管含液囊肿，但其较恒定的发病部位及血供可鉴别。

4. 急性肺脓肿

起病急，经过炎症期，抗感染治疗后病灶逐渐缩小而吸收，动态观察易鉴别。

（五）比较影像学与临床诊断

结合临床情况，患者较年轻，病程较长，有反复呼吸道感染病史，X 线检查可以诊断。CT 能显示病变成分结构。MRI 信号强度可确定囊液的成分。痰液检查及抽出物常规检查有助于确诊。

四、气管、支气管异物

（一）临床表现

剧烈的刺激性咳嗽、胸痛、发绀、呼吸困难及气喘等。可继发阻塞性肺炎、肺不张，可有咳嗽、发热、白细胞增多等炎性感染表现。

（二）X 线表现（图 1-4）

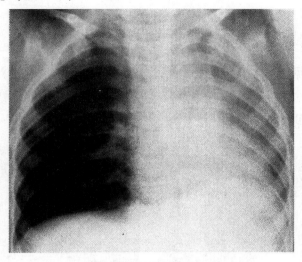

图 1-4 支气管异物 X 线表现

（1）患侧肺野透过度增高，膈肌低平，肋间隙增宽。

（2）纵隔、气管左移。

（3）透视下可见纵隔摆动。

（三）诊断要点

1. 临床表现

儿童多见，常有呛咳史，分植物性、动物性、矿物性异物。

2. 直接征象

动物性、矿物性异物不透 X 线，胸部正、侧位片可直接显示其部位、形态和大小。

3. 间接征象

植物性及部分动物性支气管异物，可出现肺不张、纵隔摆动、阻塞性肺气肿及肺部感染；两肺肺气肿，吸气、呼气时两肺改变不明显。

（四）鉴别诊断

气管内不透 X 线异物应与食管异物鉴别。在胸部侧位片上，气管异物位于气道的透明影内，食管异物在气管后方。气管内异物若为片状或扁形，其最大径与身体矢状面一致，最小径与冠状面一致，而食管异物则与其相反。食管吞钡检查有助于两者鉴别。

（五）比较影像学与临床诊断

患者有吸入异物病史及相应症状，临床诊断可确立，X 线检查的目的在于确诊及定位，不能直接显示的异物根据气道阴影及间接征象判断。CT 的诊断较 X 线敏感，可先进行检查，必要时进行食管造影和纤维支气管镜以明确诊断。

（么荣荣）

第二节　肺部炎症

一、大叶性肺炎

（一）临床表现

多发于青壮年，起病急，以突然高热、寒战、胸痛、咳嗽、咳铁锈色痰为临床特征。

（二）X 线表现（图 1-5）

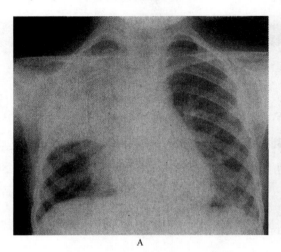 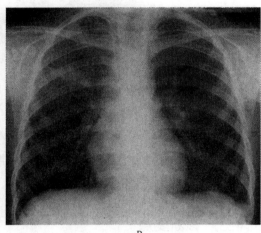

A　　　　　　　　　　　　　　　　　　　　　B

图 1-5　大叶性肺炎 X 线表现

注　A. 实变期；B. 消散期。

1. 实变期

患侧肺上野分布的大片状致密影，水平裂侧有平直，分界锐利，含空气支气管征。

2. 消散期

患侧肺上野散在大小不一和分布不规则的斑片状、条索状阴影。

（三）诊断要点

（1）大叶性肺炎多为肺炎链球菌等细菌引起。分为 4 期：充血期、红色肝样变期、灰色肝样变期、消散期。咳铁锈色痰为临床特征。

（2）充血期表现为肺纹理增粗，边缘模糊，局部透过性减低；实变期表现为沿肺叶、肺段分布的大片状致密影，叶间裂侧有平直的分界，含空气支气管征；吸收消散期表现为散在大小不一和分布不规则的斑片状、条索状阴影。

（3）白细胞总数及中性粒细胞数增高。

（四）鉴别诊断

（1）大叶性肺炎实变期应与肺结核干酪样肺炎、肺不张相鉴别。

（2）消散期应与浸润型肺结核相鉴别，应重视临床症状和病史。

（五）比较影像学与临床诊断

大叶性肺炎常有典型的临床表现，结合影像学检查即可诊断。CT 检查有利于早期检出和鉴别诊断，显示早期炎性改变，发现空洞。行痰液检查及血常规、红细胞沉降率检查。

二、腋段炎症

（一）临床表现

发热、咳嗽、咳痰。

（二）X 线表现（图 1-6）

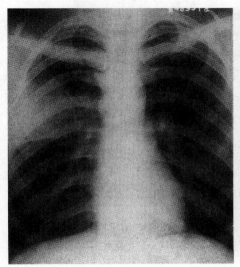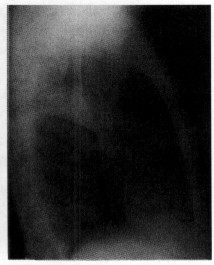

图 1-6　腋段炎症 X 线表现

（1）患侧肺上叶中外带可见片状或三角形致密影，其内有空气支气管征。

（2）胸部侧位片肺门上方三角形致密影，邻近叶间裂边缘锐利、上缘模糊。

（三）诊断要点

（1）腋段是由肺前段的外侧支及后段的水平支共同组成，容易感染，发生实变，具有特征，X 线平片诊断准确。

（2）患肺上野中外带可见三角形致密影，空气支气管征，胸部侧位片肺门上方可见三角形致密影，下缘锐利。

三、支气管肺炎

（一）临床表现

发热为主要症状，可有咳嗽、呼吸困难、发绀及胸痛。极度衰弱的老年人因机体反应力低，体温可不升高，白细胞总数也可不增多。

（二）X 线表现（图 1-7）

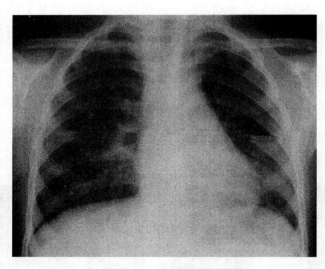

图 1-7　支气管肺炎 X 线表现

（1）两下肺纹理增粗、边缘模糊，伴小片状模糊阴影。

（2）患侧下肺内带小叶性肺气肿、肺不张。

（三）诊断要点

（1）多见于婴幼儿、老年人及极度衰弱的患者或为术后并发症。

（2）肺纹理增强、增粗、模糊。

（3）沿肺纹理分布斑片状阴影。

（4）小叶性肺气肿，小叶性肺不张。

（5）空洞，肺气囊。

（四）鉴别诊断

细菌、病毒及真菌等均可引起支气管肺炎，病原菌检查多为金黄色葡萄球菌、链球菌。影像学检查鉴别支气管肺炎的病原性质比较困难。

（五）比较影像学与临床诊断

（1）好发于老年人或婴幼儿，查血常规，痰培养找病原菌。小叶性肺炎有明显的临床症状，结合影像学表现常可诊断。

（2）CT 显示小空洞及细微改变，对迁延或反复发作者，CT 检查可发现有无并发支气管扩张。

四、病毒性肺炎

（一）临床表现

多见于小儿，表现为高热、咳嗽、气急等症状，常有病毒感染病史。

（二）X 线表现（图 1-8）

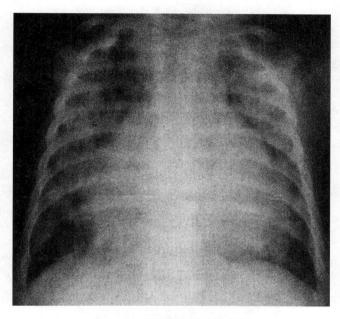

图 1-8 病毒性肺炎 X 线表现

（1）两肺野中内带多见小结节状、斑片状阴影，边缘模糊，可融合成大片状，心脏增大。

（2）肺纹理增强，肺气肿。

（3）肺门大、模糊。

（三）诊断要点

腺病毒、合胞病毒、流感病毒、麻疹病毒及巨细胞病毒均为病毒性肺炎常见的致病病毒。在病毒性肺炎中，除流感病毒性肺炎之外，其余均常见于小儿。

（四）鉴别诊断

应与细菌性肺炎相鉴别。腺病毒肺炎表现为大叶阴影与小结节阴影并存，肺纹理增强与肺气肿明显。合胞病毒性肺炎可表现两肺中下肺野多发小结节。粟粒型肺结核表现"三均"，即病灶分布均匀、大小均匀和密度均匀；肺纹理不能显示。

（五）比较影像学与临床诊断

血常规、痰液检查；病灶多在 1～2 周吸收。CT 检查有助于细小病变的检出。

五、肺炎克雷伯菌肺炎

（一）临床表现

发病急，发热，咳嗽，咳痰，为黄绿色脓性痰，量多、黏稠，带血或血痰。

（二）X 线表现（图 1-9）

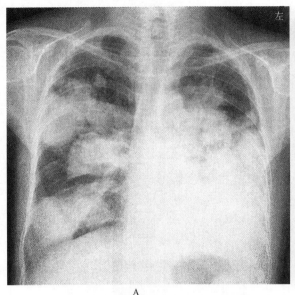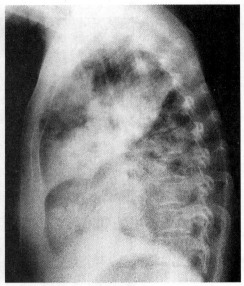

左

A   B

图 1-9 肺炎克雷伯菌肺炎 X 线表现

注 A. 正位片；B. 侧位片。

（1）两肺大片状阴影，密度均匀。

（2）叶间胸膜下坠。

（3）胸腔积液。

（三）诊断要点

（1）多见于老年、营养不良及全身衰弱的患者。

（2）大叶阴影，密度均匀或有透亮区，病变肺叶体积增大或斑片融合阴影。

（3）叶间胸膜下坠。

（4）胸腔积液。

（5）细菌学培养肺炎克雷伯菌阳性。

（四）鉴别诊断

应与大叶性肺炎鉴别。

（五）比较影像学与临床诊断

肺炎克雷伯菌肺炎的影像学表现与其他细菌性肺炎相同，仅根据影像学表现鉴别诊断困难，有赖于细菌学检查鉴别。

六、肺脓肿

（一）临床表现

急性肺脓肿急性起病，发热，咳嗽，胸痛，咳脓臭痰，有时咯血，白细胞明显增多。慢性肺脓肿可由急性肺脓肿迁延不愈发展而来，以咳嗽、咯血和胸痛为主要表现，白细胞总数可无明显变化。

（二）X 线表现（图 1-10）

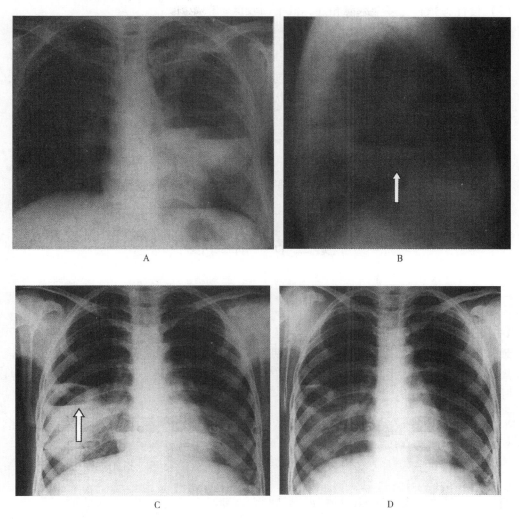

图 1-10　肺脓肿 X 线表现

注　A. 慢性肺脓肿正位片；B. 慢性肺脓肿侧位片；C、D. 同一急性肺脓肿患者治疗前后 X 线表现。

1. 急性肺脓肿

患侧肺中野单发，厚壁空洞，壁不规则且模糊，洞内见液平面，空洞外可见斑片状浸润影。

2. 慢性肺脓肿

患侧肺多发大小不等空洞，边界清楚，壁厚，脓肿附近局限性胸膜肥厚粘连。

（三）诊断要点

（1）肺脓肿是化脓性细菌引起的肺实质的炎性病变、坏死和液化。好发于上叶后段及下叶背段。分为急性肺脓肿和慢性肺脓肿。

（2）急性肺脓肿表现为炎症期大片状致密影，空洞期中心低密度区，厚壁空洞，伴有液—气平面或液—液平面，内壁光滑。

（3）慢性肺脓肿见多个空洞相连，液平面较低，壁光滑。

（4）脓胸或脓气胸。

（四）鉴别诊断

（1）结核空洞内多无气—液平面，周围常有卫星病灶，同侧或对侧伴有结核播散灶。

（2）癌性空洞壁不均匀，呈偏心半月状，内壁可见结节。

（3）肺脓肿抗生素治疗动态变化快。

（五）比较影像学与临床诊断

肺脓肿仅根据影像学表现鉴别较困难，查痰找结核菌或癌细胞对疾病诊断有帮助。CT环形强化有助于诊断。穿刺活检、痰液检查找到结核菌或癌细胞有助于鉴别。

（刘　欣）

第三节　肺结核

一、原发性肺结核

（一）临床表现

最常见于儿童，少数可见于青年。初期症状不明显，可有低热、轻咳、食欲减退、盗汗、无力及精神萎靡。病变范围较大或因增大的淋巴结压迫支气管引起肺不张，可有叩诊浊音、呼吸音减弱等体征。

（二）X线表现

1. 原发综合征

原发病灶、淋巴管炎与肿大的肺门淋巴结连接在一起，形成哑铃状（图1-11A）。

2. 胸内淋巴结结核

原发病灶吸收，表现纵隔或肺门淋巴结肿大，肺门周围炎（图1-11B、C）。

（三）诊断要点

（1）机体初次感染结核菌引起的肺结核病称为原发性肺结核，多见于儿童。分为原发综合征、胸内淋巴结结核。

（2）原发综合征表现：原发病灶、淋巴管炎与肺门淋巴结炎，双极期呈哑铃状。

（3）胸内淋巴结结核：分为炎症型和肿块型。炎症型表现为纵隔、肺门淋巴结肿大及周围片状及模糊炎症（图1-11B）；肿块型表现为纵隔、肺门淋巴结肿大，边缘光滑。

（四）鉴别诊断

应与非结核性肺炎、急性肺脓肿、淋巴瘤相鉴别。

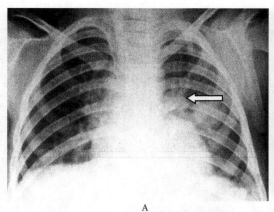
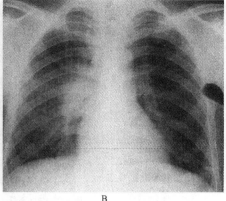

A B

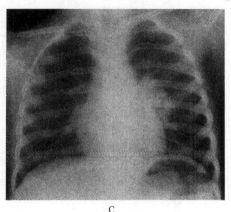

C

图 1-11 原发性肺结核 X 线表现

注 A. 原发综合征；B. 炎症型；C. 肿块型。

（五）比较影像学与临床诊断

X 线检查是发现和诊断肺结核的主要方法，痰结核菌检查是诊断肺结核活动性的主要依据。CT 能清楚地显示病灶结构，发现病灶胸膜的改变。

二、血行播散型肺结核

（一）临床表现

结核分枝杆菌毒力及短时间内侵入血液的量可决定临床表现。患者可有高热、咳嗽、呼吸困难、头痛、昏睡及脑膜刺激等症状，红细胞沉降率多增快。也可发病不明显。

（二）X 线表现

1. 急性粟粒型肺结核

两肺自肺尖到肺底弥漫性粟粒状阴影，边界不清，病灶分布均匀，大小 1~2 mm，密度均匀，肺纹理未能清楚显示（图 1-12A）。

2. 亚急性及慢性血行播散型肺结核

分布在两肺中、上肺野，为大小不等、密度不均阴影，肺尖部纤维化或钙化，中、下肺

— 13 —

野渗出及增殖（图 1-12B）。

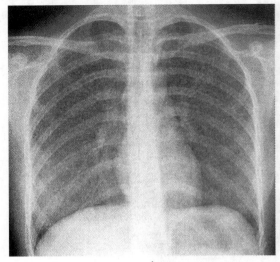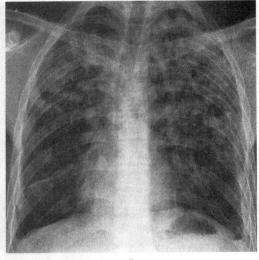

A   B

图 1-12　血行播散型肺结核 X 线表现

注　A. 急性粟粒型肺结核；B. 亚急性及慢性血行播散型肺结核。

（三）诊断要点

（1）血行播散型肺结核分为急性粟粒型肺结核和亚急性或慢性血行播散型肺结核。

（2）急性粟粒型肺结核，粟粒状病灶表现"三均"，即病灶分布均匀、大小均匀和密度均匀。

（3）亚急性及慢性血行播散型肺结核，呈分布不均、密度不均和大小不均的"三不均"。

（4）红细胞沉降率增快，结核菌素试验可阳性。

（四）鉴别诊断

如发生在成人，应与细支气管炎相鉴别，痰内查到炎症细胞，则可区别。亚急性或慢性血行播散型肺结核与急性粟粒型肺结核需要鉴别。

（五）比较影像学与临床诊断

查痰和 OT 试验有助于本病诊断；CT 对早期病变显示清楚；MRI 可使得病变信号有差异，不用于该病的检查；急性粟粒型肺结核需拍摄胸部 X 线片，不应选择透视。

三、浸润型肺结核

（一）临床表现

发热、乏力、盗汗、咳嗽、咯血、胸痛及消瘦，时好时坏是本型肺结核临床经过的特点。

（二）X 线表现

患侧肺下叶背段多发斑片状或云絮状边缘模糊阴影，密度不均。患侧肺上野薄壁空洞，两上肺渗出、增殖、纤维化（图 1-13）。

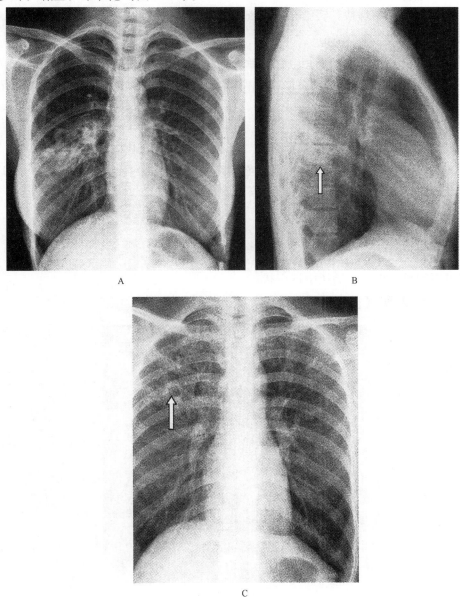

A　　　　　　　　　　　　　　B

C

图 1-13　浸润型肺结核 X 线表现

注　A、B. 浸润型肺结核；C. 结核空洞。

（三）诊断要点

（1）小斑片状或云絮状边缘模糊渗出病灶、增殖球形病灶及纤维化钙化等多性质病灶，密度多种多样。

（2）下叶背段及上叶尖后段为好发部位。

（3）空洞内缘规则，形态光整、壁薄、圆形，无液平。

（4）支气管播散或血行播散。

（5）红细胞沉降率增快，痰结核菌检查阳性率高。

（四）鉴别诊断

（1）应与大叶性肺炎消散期相鉴别，后者有高热及实变期病史。

（2）应与支原体肺炎相鉴别，后者病灶密度稍淡，且病灶密度一致，短期内就可以吸收。

（3）空洞应与癌性偏心空洞鉴别。

（五）比较影像学与临床诊断

临床表现为午后低热、盗汗、红细胞沉降率增快，白细胞计数正常。CT、MRI能显示病灶内部及周边，纵隔及胸膜改变有助于鉴别诊断。

四、肺结核球

（一）临床表现

症状可不明显，也可有结核中毒症状。

（二）X线表现（图1-14）

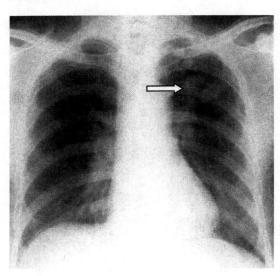

图1-14　肺结核球X线表现

（1）患侧肺上叶尖后段边缘光滑、清楚的球形或近似球形阴影。

（2）密度较高且均匀，球内钙化。

（3）球周有卫星灶。

（三）诊断要点

（1）球周卫星灶。

（2）结核球大小2～3 cm，边缘光滑，球形或近似球形阴影，多发生于上叶尖后段与下叶背段。

（3）其内常单发钙化。

（4）近胸膜处线状或幕状粘连。

（四）鉴别诊断

应与周围型肺癌相鉴别。

（五）比较影像学与临床诊断

CT 表现与胸部 X 线表现相似，但易于发现结核灶的细微改变，如显示结核球内的钙化及卫星灶，CT 增强扫描结核球常不强化或表现为边缘轻度环状强化。

五、干酪性肺炎

（一）临床表现

多见于机体抵抗力差、对结核菌高度过敏的患者。

（二）X 线表现（图 1-15）

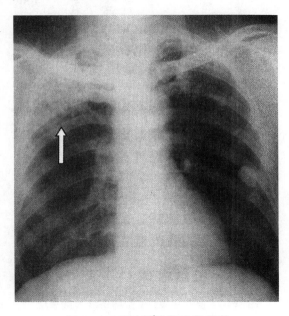

图 1-15 干酪性肺炎 X 线表现

（1）患侧肺上野肺叶实变影。

（2）无壁空洞。

（3）两肺内播散的斑片状阴影。

（三）诊断要点

干酪性肺炎分为大叶性及小叶性肺炎。

（1）大叶性肺炎为大片渗出性结核性炎、干酪化或慢性炎症所形成，也可由多个小的干酪性病灶融合而成。范围在一个肺段、一个肺叶的致密实变阴影，轮廓模糊。其内可见虫蚀状空洞。支气管播散灶或小叶性病灶。

（2）小叶性肺炎呈小斑片致密影。

（四）鉴别诊断

（1）大叶性肺炎起病急，好发于青壮年，表现为一个或多个肺叶、肺段的实变，实变期病灶密度均匀，有空气支气管征。

（2）肺不张表现为一个肺叶或肺段缩小且密度增高、均匀。

（五）比较影像学与临床诊断

CT 易检出病变内及周围细微病灶，如小空洞。

六、慢性纤维空洞型肺结核

（一）临床表现

反复低热、咳嗽、咳痰、咯血、胸痛与气短。

（二）X 线表现（图 1-16）

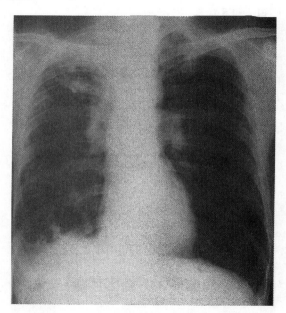

图 1-16　慢性纤维空洞型肺结核 X 线表现

（1）患侧上肺野内不规则空洞，其周广泛的纤维化病灶。

（2）病变广泛，患侧胸廓塌陷，患侧肺门向上移位，肺纹理状似垂柳。

（3）纵隔向患侧移位，邻近代偿性肺气肿，患侧胸膜肥厚粘连。

（三）诊断要点

该病为各型结核反复发作、恶化后的结果。

（1）锁骨上、下区可见新老不一的片状、条索状致密影，多为纤维化。

（2）不规则空洞。

（3）两下支气管播散灶。

（4）胸膜肥厚。

（5）肺气肿、肺大疱。

（6）肺门上移，肺纹理呈垂柳状。

（7）痰检较易查出结核分枝杆菌。

（四）比较影像学与临床诊断

该病预后多不良，导致肺心病、肺硬变，应痰液检查结核菌，确诊有无活动性。钙化灶 MRI 不如 CT 直观明确。

（焦新宇）

第四节　肺肿瘤

一、错构瘤

（一）临床表现

临床症状与发生部位有关，可有阻塞症状、咳嗽、发热等，也可无症状，偶然发现。

（二）X 线表现（图 1-17）

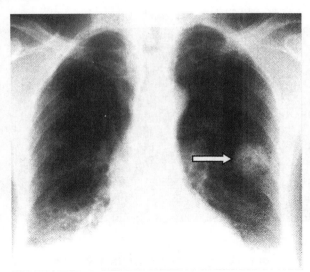

图 1-17　错构瘤 X 线表现

（1）患侧肺中野球形或肿块阴影，大小 2～3 cm。

（2）边缘光滑、清楚，或呈浅波浪状。

（3）瘤内爆米花样钙化。

（三）诊断要点

（1）周围型错构瘤以肺内的孤立结节阴影多见，病变边缘清楚，无明显分叶。

（2）病变内有钙化，典型的钙化呈爆米花样。

（3）中央型错构瘤引起的阻塞性肺炎、阻塞性肺不张。

（四）鉴别诊断

应与肺癌、结核瘤、炎性假瘤及腺瘤相鉴别，需穿刺活检。

（五）比较影像学与临床诊断

大多数错构瘤无临床症状，常因其他目的就诊行胸部 X 线检查时发现。CT 检查显示瘤体密度及边缘形态、囊变及脂肪成分，有重要意义，多平面重建显示支气管内结节及狭窄截断。

二、中央型肺癌

（一）主支气管的中央型肺癌

1. 临床表现

刺激性咳嗽、胸闷、哮鸣、气促、发热和胸痛。

2. X 线表现

（1）患侧肺门区肿块阴影（图 1-18A）。

（2）支气管阻塞征象：患肺一侧性肺气肿，左主支气管截断（图 1-18A、B）。

（3）转移征象：纵隔或肺门淋巴结肿大。

（4）患侧一侧性肺不张，患侧主支气管截断（图 1-18C）。

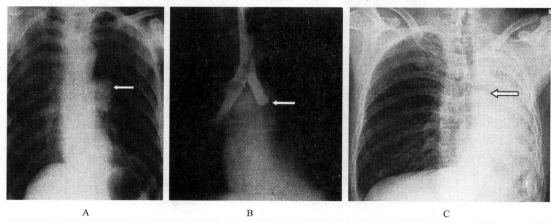

A   B   C

图 1-18　主支气管的中央型肺癌 X 线表现

注　A. 一侧性肺气肿；B. 主支气管截断；C. 一侧性肺不张。

3. 诊断要点

（1）直接征象：肺门肿块。

（2）间接征象：一侧阻塞性肺气肿、阻塞性肺炎，另一侧阻塞性肺不张。

（3）体层摄影或支气管造影：支气管腔内充盈缺损或肿块，管腔狭窄、中断。

（4）转移征象。

（5）痰液检查及支气管镜检查检出癌细胞。

4. 鉴别诊断

（1）阻塞性肺炎应与一般肺炎或继发性肺结核相鉴别。

（2）癌性肺不张应与结核或慢性炎症的肺叶实变相鉴别。

（3）应与支气管内膜结核相鉴别。

5. 比较影像学与临床诊断

（1）X 线检查是诊断肺癌的重要手段。

（2）CT 可显示支气管狭窄、增厚、截断及确定肿瘤部位、范围、程度、向外生长及远端的情况。

（3）仿真内镜显示腔内病变的表面形态。

（4）MRI 是判定胸部血管受侵的重要方法。

（5）支气管内镜活检可确定组织类型。

（二）中间段的中央型肺癌

1. 临床表现

咳嗽、咳痰、发憋、气短。

2. X 线表现（图 1-19）。

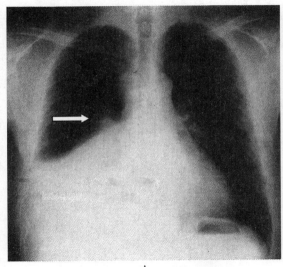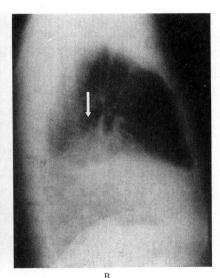

A　　　　　　　　　　　　　　　B

图 1-19　中间段的中央型肺癌 X 线表现

注　A. 正位片；B. 侧位片。

（1）患侧中下肺野密度一侧性增高，患侧肺门区肿块，上缘锐利，右心缘显示不清。

（2）侧位水平裂、斜裂向下移位。

3. 诊断要点

（1）患侧肺门区肿块。

（2）患侧肺中、下叶同时肺不张，侧位片中、下叶肺不张的上缘与肺门肿块呈双翼状，称为"双翼征"。

（三）阻塞性肺炎的表现

1. 临床表现

发热、咳嗽、咳痰、发憋、气短。

2. X线表现（图1-20）

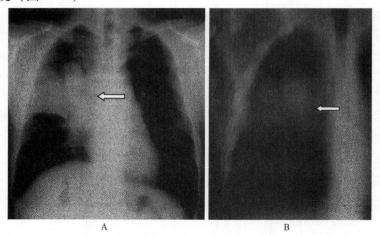

图1-20　阻塞性肺炎X线表现

注　A. 正位片；B. 侧位片。

患侧上肺野大片状密度增高影，边缘不规整。健侧肺透亮度增强。体层片患侧上叶支气管鼠尾状中断。

3. 诊断要点

（1）阻塞性肺炎特点：实变区看不到空气支气管征，很少完全吸收，反复发作，体积缩小。

（2）体层摄影或支气管造影，支气管腔内充盈缺损、狭窄、中断和肺门肿块。

（3）阻塞性肺炎与肺不张区别：后者肺叶体积缩小，叶间裂移位。如右肺上叶不张，水平裂上移与肺门肿块呈倒"S"状，称倒"S"征（图1-21）。

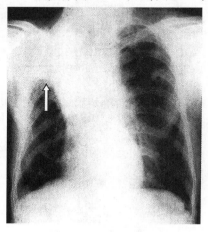

图1-21　肺不张X线表现

（四）纵隔型肺癌

1. X线表现

患侧肺前段肺不张，患侧肺门及上方肿块，边缘不规则。紧贴于纵隔，纵隔肿大淋巴结。体层摄影显示患肺前段支气管腔狭窄、中断（图 1-22）。

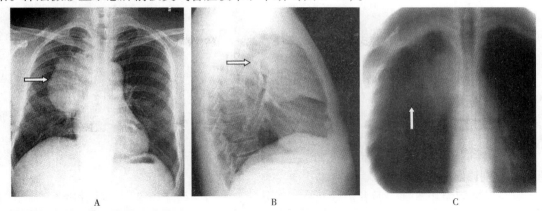

图 1-22　纵隔型肺癌 X 线表现

　注　A. 正位片；B. 侧位片；C. 体层摄影。

2. 诊断要点

纵隔型肺癌是中心型肺癌的一种表现，肺不张的肺叶、肿块、纵隔肿大淋巴结形成肿块，紧贴纵隔，体层摄影或支气管造影能显示支气管腔内充盈缺损或肿块，管腔狭窄、中断。应与纵隔肿瘤相鉴别。

三、周围型肺癌

（一）周围型肺癌

1. 临床表现

咳嗽、咳痰、痰中带血、胸部闷痛。

2. X 线表现（图 1-23）

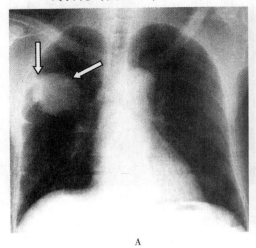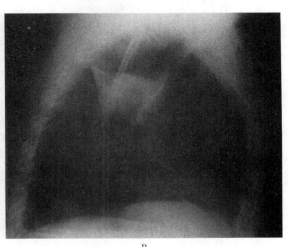

图 1-23　周围型肺癌 X 线表现

　注　A. 箭头所示为肿块位置；B. 胸膜凹陷征。

（1）患侧肺中、上野肿块，边缘有毛刺、分叶、脐凹。

（2）密度均匀，未跨叶。

（3）近胸膜处可见胸膜凹陷征（图1-23A，箭头所示）。

3. 诊断要点

（1）早期肺癌为肺内2 cm以下的结节或片状阴影、分叶征，边缘毛糙、模糊，胸膜凹陷征、小泡征。

（2）进展期周围性肺癌有胸膜凹陷征、分叶征，密度均匀，毛刺征、阻塞性肺炎、脐凹征、兔耳征、转移征象。

（3）痰细胞检查、穿刺活检、癌胚抗原（CEA）检测等有助于诊断。

4. 鉴别诊断

应与炎性假瘤相鉴别，后者边缘光滑，无分叶。应与结核球相鉴别，后者边缘清楚，肿块内钙化，卫星灶。

5. 比较影像学与临床诊断

典型周围型肺癌，一般根据X线表现可诊断。对于诊断有困难的病例，采用MRI有助于肺内结节的准确定性；CT值确定肿物的密度、内部及周围表现；核素扫描可提供诊断价值。

（二）肺上沟癌

1. 临床表现

咳嗽、咳痰、胸痛，无发热。

2. X线表现

患侧肺尖边缘分叶的肿块影，密度均匀，其周可见肋骨、锁骨破坏（图1-24）。

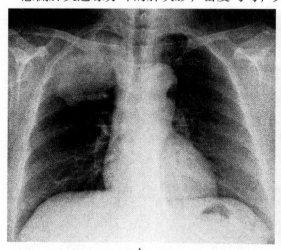
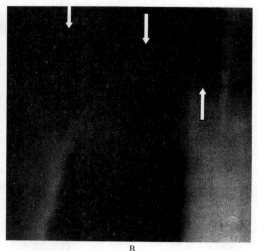

图1-24 肺上沟癌X线表现

注 A. 肺癌发生在肺尖；B. 箭头所示为受累的骨组织。

3. 诊断要点

（1）发生在肺尖的周围型肺癌。

（2）容易侵犯周围的骨组织，如胸椎、肋骨。

4. 比较影像学与临床诊断

CT 显示胸壁转移的软组织肿块及骨破坏较清楚，MRI 可判定臂丛受侵、椎间孔扩散的形态。

（三）与心脏重叠的周围型肺癌

1. X 线表现

胸部侧位片显示患侧肺下叶可见一类圆形密度增高影，边缘毛刺分叶；正位片示患侧下肺野内带与心影重叠。心膈未见异常（图 1-25）。

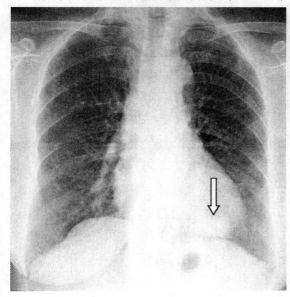
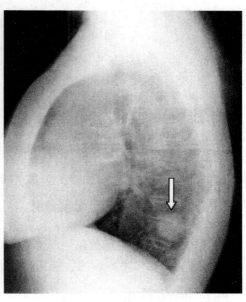

A   B

图 1-25　与心脏重叠的周围型肺癌 X 线表现

注　A. 正位片；B. 侧位片。

2. 诊断要点

（1）心后肺内的肿块与心脏重叠，易漏诊，应注意心后异常结节或肿块影。

（2）高千伏摄影及胸部侧位片易显示心后阴影。

（四）癌性空洞

1. X 线表现

患侧肺中、下肺野空洞呈不规则偏心半月状，内有壁结节，厚壁，肿块外侧壁分叶、毛刺，无液平（图 1-26）。

2. 诊断要点

肺癌空洞的特点为厚壁，内缘凹凸不平，可见壁结节。空洞内有小或无液平，空洞外缘呈分叶征、毛刺等周围型肺癌征象，鳞癌多见。

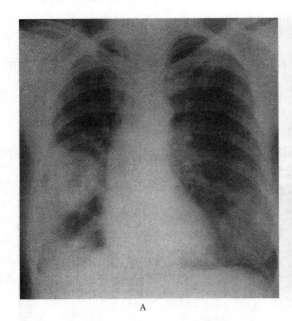 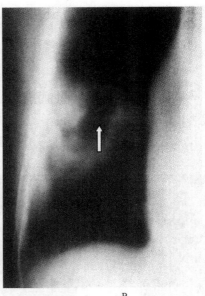

A   B

图 1-26　癌性空洞 X 线表现

注　A. 中、下肺野不规则空洞；B. 箭头所示为壁结节。

3. 鉴别诊断

应与结核性空洞相鉴别。后者薄壁空洞，无偏心，内壁光滑，外周有结核灶。

4. 比较影像学与临床诊断

癌性空洞的影像不典型时，应活检、查结核菌、进行 CT 检查。

四、肺转移瘤

（一）临床表现

咳嗽、胸闷，时有咯血，有原发灶病史。

（二）X 线表现

两肺多个大小不等的球形阴影，密度均匀，边缘清楚（图 1-27A）。

（三）诊断要点

（1）肺转移瘤的分型：血行转移、淋巴转移、直接侵犯。

（2）血行转移：表现两肺多发结节及肿块阴影，以两肺中、下野多见，边缘清楚，密度均匀（图 1-27A）。

（3）淋巴转移：两肺弥漫网状及多发粟粒结节阴影，肺门或纵隔淋巴结肿大，肋膈角区可见 Kerley B 线（图 1-27B）。

（四）鉴别诊断

（1）该病应与肺结核相鉴别：急性血行播散型肺结核结节的大小、密度、分布均匀；而血行转移的结节大小及分布不均匀。

（2）单发转移应与结核球、肺癌相鉴别。

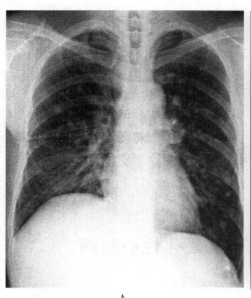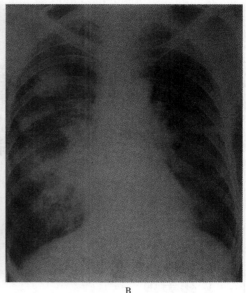

A   B

图 1-27　肺内转移瘤

注　A. 血行转移；B. 淋巴转移。

（五）比较影像学与临床诊断

（1）寻找原发病灶：肺部是转移性肿瘤的好发部位，X 线检查是发现肺部转移瘤较简单而有效的方法。

（2）CT 不仅能显示肺内的病变，还能发现胸膜及肺门淋巴结的病变。胸部 CT 检查发现肺转移瘤较常规 X 线胸片敏感，并可发现胸膜及肺门淋巴结的转移。

（冯宇宁）

第二章

循环系统疾病的 X 线诊断

第一节　冠状动脉粥样硬化性心脏病

一、X 线表现

（1）轻度心肌缺血：X 线心脏往往无明显阳性发现。

（2）心肌梗死：X 线征象为梗死区搏动异常，此为主要 X 线征象，可出现典型的矛盾运动、搏动幅度减弱或搏动消失等。较广泛或多发的心肌梗死、心力衰竭或心包积液可使心影增大。心力衰竭常从左心开始，以后波及右侧。偶可见血栓钙化。

（3）心室膨胀瘤：心室边缘局部隆起，矛盾运动，搏动减弱或消失。

二、读片

图 2-1，冠状动脉粥样硬化性心脏病患者，女，52 岁，主动脉弓处可见弧形钙化影。

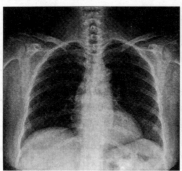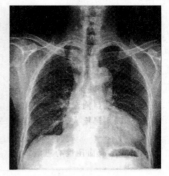

图 2-1　冠状动脉粥样硬化性心脏病 X 线表现

三、临床表现

本病主要侵犯主干及大分支，如前降支的近心段、右冠状动脉和右冠支。由于血流受阻，心肌出现缺血、梗死，严重者出现室壁瘤。

（王玉理）

第二节　风湿性心脏病

一、X 线表现

不同体位摄片的表现如下。

（1）后前位：两侧肺淤血，上肺静脉扩张，下肺静脉变细，血管模糊，重者出现肺静脉高压征象，如间质性或肺泡性水肿，Kerley 线等。左心房增大，导致右心缘可见双心房影和（或）心影中央密度增高。主动脉结因心搏量少及心脏旋转而变小。肺动脉段隆起，肺动脉增粗、模糊。左心缘出现第三心弓（左心耳），左下心缘平直，心尖上翘，当有关闭不全时则左心室增大，左下心缘长径与横径均增大，重者左支气管上抬，气管分叉角增大。

（2）右前斜位：心前间隙缩小，肺动脉段隆起，左心房增大，心后上缘后突，压迫充钡食管。

（3）左前斜位：心前间隙缩小，肺动脉段隆起，左主支气管受压上抬。

（4）侧位：胸骨后心脏接触面增加，食管受左心房压迫而后移，单纯狭窄者心后三角存在，关闭不全时缩小或消失。

二、读片

图 2-2，风湿性心脏病患者，女，32 岁。两肺纹理增多、增粗，以两上肺为著，肺门影粗乱模糊，呈淤血性改变，肺动脉段平直，左心缘向左下延伸，右心可见双重阴影，左前斜位可见食管向后移位，心后缘向后延伸，肺动脉圆锥（右室流出道）膨隆。

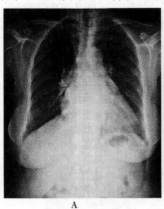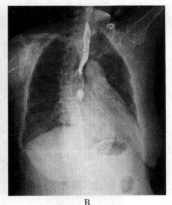

A　　　　　　　　　　　　B

图 2-2　风湿性心脏病 X 线表现

注　A. 正位片；B. 左前斜位片。

三、临床表现

临床症状以劳累后心悸为主，重者可有咯血、端坐呼吸、肝大、下肢水肿等症状，心尖区舒张期隆隆样杂音。

（代月杰）

第三节 梨形心脏

一、房间隔缺损

（一）临床表现

典型的体征为在胸骨左缘第2、第3肋间听到收缩期杂音，多无震颤。肺动脉瓣第二心音亢进或分裂。心电图示右心室肥大，不完全性或完全性右束支传导阻滞。

1. 继发孔型房间隔缺损

活动后心悸、气短、疲劳是最常见的症状。但部分儿童可无明显症状。房性心律失常多见于成年患者。若有严重肺动脉高压引起右向左分流者，可出现发绀。

2. 原发孔型房间隔缺损

活动后感心悸、气短，易发生呼吸道感染。伴有严重二尖瓣关闭不全者，早期可出现心力衰竭及肺动脉高压等症状。患儿发育迟缓。心脏扩大，心前区隆起。

（二）X线表现

心房水平的左向右分流，使右心容量超负荷，表现为右心房、右心室增大，右心室流出道延长，肺充血。左心房、左心室血流量减少，可正常或萎缩，主动脉结缩小。

（1）心脏呈二尖瓣型，肺动脉段多为中度以上的明显凸出。

（2）右心房、右心室增大（图2-3），尤其是右心房增大为其主要的特征性改变。其表现在后前位上，心房段延长，向右凸出，右心房/心高比值＞0.50。左前斜位，心前缘上段向前上膨凸，有些病例可有上、下腔静脉扩张，为右心房增大的间接征象。右心室增大，心影向左旋转，心尖圆钝而抬高。

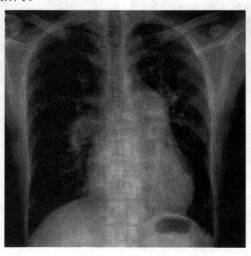

图 2-3 房间隔缺损 X 线表现

心影呈梨形，主动脉结缩小，肺动脉段明显突出，右下肺动脉干增粗明显，右下心缘延长，向右突出，心尖圆钝上翘。两肺纹理增多，边缘锐利。左心房增大征象不明显。

（3）肺充血、肺门舞蹈、肺动脉高压：肺血增多，肺动脉扩张，外围分支增粗、增多（图 2-3），当晚期发阻塞性肺动脉高压时，肺动脉段呈瘤样扩张，肺门动脉也明显扩张，外围血管变细、稀疏。

（4）主动脉结缩小，左心房一般不增大。

（三）鉴别诊断

（1）本病体征不明显的患者应与正常生理情况相鉴别：如仅在胸骨左缘第 2 肋间闻及 2 级吹风样收缩期杂音，伴有第二心音分裂或亢进，在正常儿童中也常见到，此时如进行 X 线、心电图、超声心动图检查发现有本病的征象，才可考虑进一步做右心导管检查等以确诊。

（2）较大的心室间隔缺损：因左至右的分流量大，其 X 线、心电图表现与本病可极为相似，体征方面也可有肺动脉瓣区第二心音的亢进或分裂，因此可能造成鉴别诊断上的困难。但室间隔缺损杂音的位置较低，常在胸骨左缘第 3、第 4 肋间，且多伴震颤，左心室常有增大等可资鉴别。但在儿童患者，尤其是与第 1 孔未闭型的鉴别仍然不易，此时超声心动图、右心导管检查等有助于确立诊断。此外，左心室—右心房沟通（一种特殊类型的心室间隔缺损）的患者，其体征类似高位心室间隔缺损，右心导管检查结果类似心房间隔缺损，也要注意鉴别。

（3）瓣膜型单纯肺动脉口狭窄：其体征、X 线和心电图的表现与本病有许多相似之处，有时可造成鉴别上的困难。但瓣膜型肺动脉口狭窄时，杂音较响，常伴有震颤，而肺动脉瓣区第二心音减轻或听不见；X 线片示肺野清晰，肺纹稀少，可资鉴别。超声心动图见肺动脉瓣的异常，右心导管检查发现右心室与肺动脉间有收缩期压力阶差，而无分流的证据，则可确诊。

（4）原发性肺动脉高压：其体征和心电图表现与本病极为相似，肺门血管影增粗，右心室和右心房增大，但肺野不充血或反而清晰，可资鉴别。右心导管检查可发现肺动脉压明显增高而无左至右分流的证据。

（四）临床评价

房间隔缺损是先天性心脏病中最常见的一种病变，根据 Abbott 对 1 000 例尸体的解剖中发现，房间隔缺损居首位，占 37.4%；国内 1 085 例先天性心血管疾病中，房间隔缺损患者占 21.4%，居首位。但因临床症状多不明显，该病常被忽视，本病男女之比为 1：2。

按胚胎发育可分为原发孔型、继发孔型和混合型。

1. 原发孔型

根据其畸形程度不一，又可分为 4 类。

（1）单纯型：缺损的下缘为完整的心内膜垫，缺损的上缘为原发房间隔所形成的弧形边缘。

（2）部分房室通道：是原发孔型中常见一种病变，除单纯原发孔缺损外，二尖瓣的大瓣亦呈分裂状态，形成二尖瓣关闭不全，使左心室血液与左、右心房相互交通。

（3）完全房室通道：除上述部分房室通道病变外，兼有三尖瓣隔膜的分裂，使 4 个房室腔相互交通，称为完全房室通道。

（4）共同心房或称单心房腔：原发房间隔与继发房间隔均不发育，则形成共同心房。

2. 继发孔型

主要是由于第 2 间隔的发育异常或第 1 间隔过度吸收，致第 2 间隔不能完全掩盖第 1 间隔上部的心房间孔所致。按缺损的部位可分为 3 个类型。

（1）中央型（卵圆孔缺损型）：位于卵圆窝处，临床上最为常见。

（2）下腔型：缺损位于下腔静脉入口处，位置较低，下缘缺如和下腔静脉入口没有明显分界。

（3）上腔型：位于卵圆孔上方，紧挨上腔静脉入口，上界缺如，常和上腔静脉相连。

3. 混合型

以上两种类型混合存在。

正常情况下左房压力 8 ~ 10 mmHg，右房压力 4 ~ 5 mmHg，心房间隔存在缺损时，左心房内血液可分流入右心房。分流量随两侧心房间的压力差和缺损大小而异。右心房同时接受自体循环回流来的静脉血和左心房分流来的动脉血，血容量明显增加，致使右心房、右心室和肺动脉血流量增加，从而加重右心的负担，右心房、右心室因负荷过大而发生肥厚、扩张，肺动脉发生充血（图 2-4）。随着年龄的增长，肺血流量持续增加，可导致肺小动脉管壁逐渐发生内膜增生和中层增厚，引起管腔狭小和阻力增加，继而出现肺动脉高压。由充血性（高流量）肺高压发展到阻塞性肺高压时，可导致双向或由右向左分流。临床上出现发绀，甚至右心衰竭。

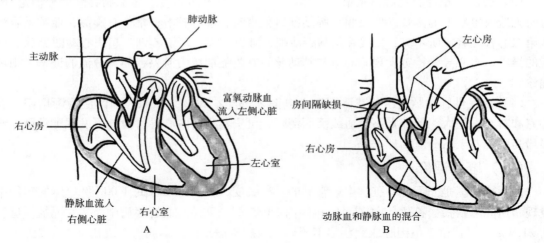

图 2-4　房间隔缺损血流动力学改变

注　A. 正常心脏；B. 房间隔缺损心脏。

多数房间隔缺损 X 线表现典型，诊断不难，且可粗略估计左向右分流量及肺动脉高压程度。小房间隔缺损 X 线改变轻或为正常范围，诊断要结合临床体征；二维超声心动图及彩色多普勒有助于确定诊断。房间隔缺损合并重度肺动脉高压，右心房室高度增大，杂音可不典型，有或无发绀，常需与其他水平分流的先天性心脏病相鉴别，超声心动图及心血管造影检查有重要意义。MRI 仅用于疑难病例而又不适于做心血管造影者。对不典型病例，在临床上极易与肺动脉瓣狭窄、小的室间隔缺损及特发性肺动脉扩张相混淆，需做心导管检查以确诊。

二、室间隔缺损

（一）临床表现

室间隔缺损大小不一，一般直径为 0.5～3.0 cm。心室的变化主要决定于缺损的大小和分流量，与两心室压力差别有关。正常时，左心室压力高于右心室压力。因此，左室的血通过缺损流入右心室，产生自左向右分流，临床上无发绀现象。缺损大者，大量的分流血液自左心室流入右心室及肺动脉内，以致右室肺动脉内血液大增，肺动脉的流量可达体循环的3～5倍，从而产生肺充血，肺动脉高压与肺小动脉继发性病变，以及两心室增大（图 2-5）。最后由于肺循环的高压和肺小动脉阻力增高，右室内压力超过左心室，则产生血液自右向左分流，临床上发生发绀。

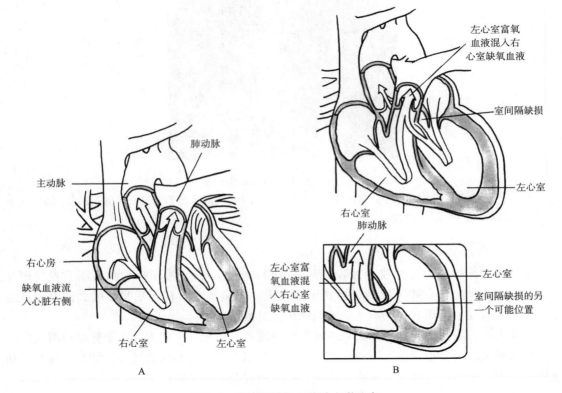

图 2-5　室间隔缺损血流动力学改变

注　A. 正常心脏；B. 存在室间隔缺损的心脏。

临床上，直径在 0.5 cm 以下者又称罗格病（Roger disease），无明显临床症状。第 3～4肋间响亮粗糙的收缩期杂音，可有震颤。

（二）X 线表现

（1）缺损较小，左向右分流量甚少，心脏形态和大小没有明显改变。有时仅表现为肺动脉段轻度凸出，肺纹理略增粗、增多，少数可有心脏轻度增大。主动脉结多属正常。X 线表现甚难与正常者区别。诊断要靠临床体征。

（2）缺损较大，左向右分流呈较多，可出现明显的 X 线改变。心脏外形呈"二尖瓣型"。心脏呈中至高度增大，左、右心室均增大，但多数病例仍以右室增大显著（图2-6）。由于血流量增加，左心房也常轻度增大。肺动脉段呈中至高度凸出，肺门动脉扩张，搏动增强，肺血增多。主动脉结正常或轻度缩小。

（3）室间隔缺损伴有明显肺动脉高压（图2-6）：右心室压力接近或超过体循环水平时，发生右向左分流，临床上出现发绀，即艾森门格综合征。心脏和左、右心室增大更为明显。在肺血增多的基础上，肺动脉高压征象更加明显。肺动脉段高度凸出，部分病例瘤样扩张，肺门血管也相应地明显扩张，外围分支细少，呈残根状。肺野变为清晰。

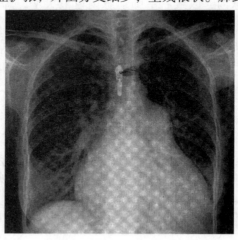

图2-6　室间隔缺损X线表现

　　注　心影呈梨形。主动脉缩小，肺动脉段明显突出，右下肺动脉干增粗，左心缘向左扩大，心尖左下移位。两肺纹理增多，边缘锐利。

（三）鉴别诊断

室间隔缺损的心肺X线改变常取决于缺损的大小、心内分流和肺动脉高压三者的相互关系。小的缺损病例心肺X线所见可在正常范围。典型者左、右心室明显增大，以左室为著。肺多血改变，肺动脉段突出，肺门动脉扩张且搏动增强。

在先天性心脏病中，动脉导管未闭虽有左室增大，但无右室增大，主动脉结也增大。

与房间隔缺损鉴别可有以下特点：①室间隔缺损不引起右心房的增大；②左心室及主动脉球无萎缩、变小；③肺门充血程度为轻；④心前区杂音位置较低。

（四）临床评价

心室间隔缺损是常见的先天性心脏病之一。国内1 085例先天性心脏病的统计，本病发病率为15.5%，占第3位，在Abbott进行的1 000例尸检中，本病占5.5%，男性较多见。一般所说的室间隔缺损指单纯的缺损。它也可作为复杂的先天性畸形中的一部分而存在，如法洛四联症。

1. 根据缺损大小及分流量分类

（1）小型缺损伴小分流量：缺损直径不超过0.5 cm，无临床症状，左向右分流量也很小，一般称为罗格病。

（2）中等大小的缺损伴大分流量：缺损直径在0.5～1.5 cm，左向右分流量较大，右室及肺动脉压力有一定程度增高。

（3）大型缺损伴左向右分流：缺损直径 > 1.5 cm，肺动脉阻力增高，有时左、右心室压力可以相接近。

（4）大型缺损伴右向左分流：大型缺损到后期肺血管阻力超过体循环阻力，心室水平产生右向左分流。临床出现发绀。此类型称为艾森门格综合征。

本病缺损多为单发，呈圆形或椭圆形，直径在 5 ~ 30 mm，以 10 mm 左右为最常见。

2. 根据缺损解剖部位分类

（1）嵴上型缺损：位置较高，位于室上嵴前上方和主肺动脉瓣下，约占室间隔缺损的 15.6%。

（2）嵴下型缺损：为膜部间隔缺损，位于室上嵴的后下方，此型缺损较大，发病率最高，约占室间隔缺损的 60.2%。

（3）隔瓣后缺损：位于三尖瓣隔膜的后方，较前两型更居后，约占室间隔缺损的 21.3%。

（4）肌部缺损：最少见，缺损可位于肌部间隔的任何部位，多数缺损靠近心尖。一般缺损较小，罗格病多属此型，约占室间隔缺损的 2.9%。

多数室间隔缺损 X 线表现典型，诊断不难，且可粗略估计左向右分流量的大小及肺动脉高压的程度；小室间隔缺损 X 线改变轻微或在正常范围。诊断主要靠典型的临床体征和多普勒超声心动图检查：室间隔缺损合并重度肺动脉高压，右心房室增大明显，杂音可不典型，有或无发绀，常与其他左向右分流或双向分流畸形有肺动脉高压者混淆，需借助超声心动图甚至造影检查进行鉴别。

三、动脉导管未闭

（一）临床表现

动脉导管未闭是常见的先天性心脏病之一，国内资料显示，1 085 例先天性心脏血管病中该病的发生率占 21.1%，居第 2 位，女高于男，为（3 ~ 5）∶ 1。病理分类包括圆柱型、漏斗型、缺损型（窗型）和动脉瘤型。随导管的粗细，病变严重的程度而不同：导管细，分流量小，可无症状；导管粗，分流量大，可影响发育，出现乏力、心悸、气喘，如肺动脉高压；产生右向左分流时，则半身出现发绀；晚期可出现心力衰竭。听诊，胸骨左缘第 2 肋间有连续性机器样杂音，并可触及震颤。

（二）X 线表现

（1）心脏大小和外形：心脏大小的变化与导管的粗细、分流量的大小有关。导管粗，分流量大，心脏增大可很明显，导管细，分流量小，心脏可不扩大或轻度增大。心影外形呈"二尖瓣型"或"二尖瓣—主动脉型"。

（2）肺血管的表现：肺充血，肺动脉分支扩张，增粗和迂曲，但血管轮廓清晰。肺充血的程度与导管粗细、分流量的大小成正比。一般充血者比较明显，引起充血性肺动脉高压。少数病例见到肺门舞蹈症，但不如房缺多见。晚期可导致梗阻性肺动脉高压。

（3）左心房增大：由于血流量增多，左房可发生扩大，程度一般较轻。

（4）左心室增大：主要表现在流出道，左心室扩大的程度与分流量也成正比。

（5）升主动脉及主动脉结增宽，搏动明显增强：一般认为，凡是左向右的心内分流，主动脉影不增宽或缩小，尤以房间隔缺损缩小比较明显。如为心外分流，则见主动脉增宽，搏动增强。

（6）肺动脉段突出：呈轻至中度突出，明显突出的较为少见。

（7）右心室增大：一般早期右心室不增大，如伴有肺动脉高压，右心室可增大。

（8）"漏斗征"：是主动脉在动脉导管附着处呈局部漏斗状扩张。表现为主动脉弓阴影下方并不随即内收而继续向左外膨隆，并逐渐过渡至降主动脉，随后再向内呈斜坡状移行于降主动脉阴影。

（9）动脉导管瘤多表现为左上纵隔的搏动性肿块：侧位在主动脉弓下、降部前方，主动脉窗内。

（三）鉴别诊断

主动脉结增宽和"漏斗征"、左心室及主动脉搏动增强等征象三者间并无大差别，这对本症与其他左向右分流引起的肺动脉高压的鉴别诊断是有帮助的。"漏斗征"的病理基础是动脉导管起始部主动脉管腔的漏斗状扩张及在后前位上的投影。

与主动脉窦瘤破裂的鉴别在于其患者既往无心脏病的症状和体征，而在成年后突然发病，且迅速出现心力衰竭和心影增大，左、右心均受累，以左心室增大为主，心影近似"主动脉型"。动脉导管未闭无右心室增大，不会在短期内出现心影增大和心力衰竭的征象，且自幼即有心脏病的相应症状和体征。

粗大的动脉导管未闭其临床表现和普通X线检查几乎难以与主动脉—肺动脉间隔缺损相鉴别，后者由于缺损的位置特点，一般杂音较低。胸主动脉造影为最重要的诊断和鉴别诊断方法。

（四）临床评价

动脉导管未闭临床及X线平片所见均较典型，一般诊断并不困难，且优于M型及二维超声心动图检查。心肺X线表现尚有助于估计血流动力学改变（图2-7）的程度。少量分流的病例X线改变较轻微，诊断主要依靠典型的杂音；合并重度肺动脉高压者，杂音等体征常不典型，X线平片检查可提供一定的帮助。疑难病例，尤其需与其他心底部分流或室间隔缺损合并主动脉瓣关闭不全者相鉴别。

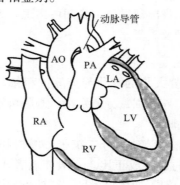

图2-7　动脉导管未闭血流动力学改变

注　AO：主动脉；PA：肺动脉；LA：左心房；LV：左心室；RA：右心房；RV：右心室。

四、艾森门格综合征

（一）临床表现

本症有广义和狭义两种含义。广义的艾森门格综合征是通过对先天性心脏病的血流动力学的研究而提出的。凡是先天性心脏病，先由左向右的分流，如房间隔缺损、动脉导管未闭、室间隔缺损等先天性畸形，继而产生肺动脉高压，肺循环内的阻力与体循环内阻力相同或更高时，均可造成右向左的分流并出现发绀，此类情况均可称为艾森门格综合征。狭义的艾森门格综合征包括主动脉骑跨、室间隔缺损、右心室肥大、肺动脉扩张等 4 种畸形，与法洛四联症的不同点是肺动脉不狭窄，反而有扩张，故此病常为晚发性发绀类的先天性心血管畸形。本综合征原有的左至右分流流量均颇大，以致肺动脉压逐渐增高，右心室和右心房压也逐渐增高，达到一定程度时，就使原来的左至右分流转变为右至左分流而出现发绀。此种情况发生在心室间隔缺损时多在 20 岁以后，发生在动脉导管未闭时也多在青年期后。

轻至中度发绀，于劳累后加重，原有动脉导管未闭者下半身发绀较上半身明显，逐渐出现杵状指（趾）。气急、乏力、头晕，以后可发生右心衰竭。体征示心脏浊音界增大，心前区有抬举性搏动，原有左至右分流时的杂音消失（动脉导管未闭，连续性杂音的舒张期部分消失）或减轻（心室间隔缺损的收缩期杂音减轻），肺动脉瓣区出现收缩喷射音和收缩期吹风样喷射型杂音，第二心音亢进并可分裂，以后可有吹风样舒张期杂音（相对性肺动脉瓣关闭不全），胸骨左下缘可有收缩期吹风样反流型杂音（相对性三尖瓣关闭不全）。

（二）X 线表现

肺部充血，肺动脉及其分支有扩张，当肺动脉高压时，则肺动脉分支的近端扩张，而其远端狭窄，主动脉影可右移或无改变。肺门血管搏动增强，可出现肺门舞蹈症。右心室增大，肺动脉段饱满或隆起，整个心形呈梨形（图 2-8）。在心血管造影术中，可见室间隔缺损及主动脉骑跨的征象，而肺动脉无狭窄。

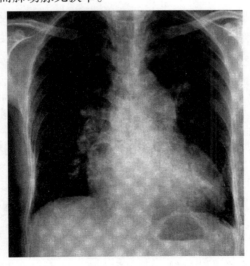

图 2-8　艾森门格综合征 X 线表现

注　心影增大呈梨形，肺动脉段突出，两侧肺动脉增粗，两肺充血。

（三）鉴别诊断

艾森门格综合征与其他 3 种先天性心脏病的鉴别见表 2-1。

表 2-1　艾森门格综合征与其他 3 种先天性心脏病的鉴别（X 线表现）

部位	动脉导管未闭	室间隔缺损	房间隔缺损	艾森门格综合征
右心房	不扩大	不增大	明显增大	不增大
右心室	稍大	增大	明显增大	明显增大
主动脉	增大	正常	细小	正常或细小
肺动脉	中等度扩大	轻度或中等度扩大	高度扩大	高度扩大
肺充血	轻度或中度	中度	重度或严重	重度

（四）临床评价

原有的室间隔缺损、房间隔缺损、主动脉—肺动脉间隔缺损或未闭的动脉导管均增大，右心房和右心室增大，肺动脉总干和主要分支扩大，而肺小动脉可有闭塞性病变。一般而言，室间隔缺损患者发生本综合征的较多，且发生年龄较早，可能与该畸形原来的左至右分流可从左心室直接喷入肺动脉，冲击肺血管而使胎儿期肺动脉的高阻力状态得以持续发展有关。动脉导管未闭和房间隔缺损发生本综合征者则较少、较晚。

五、风湿性心脏病

风湿性心脏病（简称风心病），包括急性、亚急性风湿性心肌炎及慢性风湿性心瓣膜病两大类。后者各瓣膜均可受累，但以二尖瓣最为常见，多数发生于心脏左侧，于右侧者常与左侧同时并发，其中最多见于二尖瓣，其次为主动脉瓣，其他瓣膜损害比较少见。二尖瓣狭窄所致的"梨形"心脏较典型。

（一）临床表现

二尖瓣狭窄，一般为后天性风湿性疾患所致，偶尔起源于先天性或其他原因。本病女性多于男性。常有心悸、气短、胸痛及咯血等。也可出现发绀及急性肺水肿。查体以二尖瓣面容、心尖部舒张期隆隆样杂音为特征，可触及震颤。心电图示二尖瓣 P 波，右室肥厚及劳损以及右束支传导阻滞等。少数病例体征可不典型，甚或无杂音，其临床诊断困难。

（二）X 线表现

1. 心脏外形和大小

心脏外形通常呈"梨形"或称"二尖瓣型"心脏。心脏大小可从轻度到显著，一般为中度增大。

2. 心脏各房室增大

（1）左心房增大：是二尖瓣狭窄最主要和最常见的 X 线征象。后前位上，心右缘可见双重阴影或出现双弧影，心左缘左心耳增大，出现第 3 弧膨出，呈"驼峰样"（图2-9）。左、右支气管分叉角增大，尤其左侧支气管受压抬高。右前斜位吞钡，食管呈不同程度的受压移位，依其程度将左心房增大分为轻、中、重 3 度。左前斜位服钡，食管受压移位，主动脉窗缩小或消失，左侧支气管抬高。左侧位片对确定左心房增大更有利。

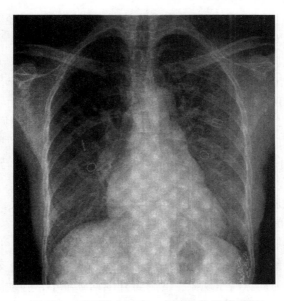

图 2-9　风湿性心脏病二尖瓣狭窄 X 线表现

注　心影呈"梨形"，主动脉结略缩小，肺动脉段突出，右下肺动脉增粗。右心缘双房影，左心缘见第三弓，心尖略上翘。两肺纹理增多，边缘模糊。

（2）右心室增大：为仅次于左心房增大的重要征象，是肺内压力增高的结果，因此常伴有肺动脉高压的存在。轻度二尖瓣狭窄右心室增大常不显著，重度二尖瓣狭窄右心室呈中度以上增大。后前位上，表现心向左旋转，肺动脉段突出，心脏横径加宽，心尖上翘、圆钝。左、右斜位，心脏前下缘向前膨凸，心前间隙缩小或消失。

（3）右心房增大：在二尖瓣狭窄中比较少见，绝大多数是轻度增大，多是相对性三尖瓣关闭不全或右心衰竭。较明显的右心房增大，常提示有三尖瓣损害。

（4）左心室缩小：因左心房流入左心室的血量减少，左心室发生萎缩，而使左心缘下部变得较直，心尖位置抬高。左前斜位，心后缘下段变短、前缩，与增大、后凸的左心房形成鲜明的对比。

（5）主动脉结缩小：造成主动脉结缩小的主要原因是由于左心室进入主动脉的血量减少，另一原因为右心室增大，使心脏向左旋转，造成主动脉升、降部重叠。此外，由于肺动脉段增大、膨出，突向上方而遮盖了一部分主动脉球影。病变发生于青少年，主动脉尚未发育完善，如果二尖瓣狭窄发生于成年人，且有动脉硬化时，则主动脉结不小，可近于正常形态。

3. 肺部改变

（1）肺静脉变化：正常人平均肺静脉压为 8 ~ 10 mmHg，上肺静脉比下叶肺静脉细小，当二尖瓣狭窄时，使肺静脉压力升高，逐渐出现上肺静脉增粗、下肺静脉变细的现象，发生血液重新分配。这种改变主要是由于压力升高而引起下叶血管反射性收缩所致。

（2）肺野及肺门阴影的改变：主要变化为肺淤血，这是二尖瓣狭窄中的重要征象，表现为肺血管纹理增多，交叉成密集的网状阴影，肺野透亮度减低，肺底板模糊。

（3）含铁血黄素沉着：肺部可出现许多细小如粟粒样颗粒，直径 1 ~ 2 mm，很像粟粒型结核，为含铁血黄素沉着所致，并为永久性改变，手术后也不会消退。

（4）肺内骨化结节：这些结节多呈圆形，也可呈卵圆形，直径 2 ~ 8 mm，密度甚高，很像结核的钙化，但不发生融合，多位于肺的中、下野。

（5）间隔线：重度肺淤血则可产生小叶间隔水肿，淋巴管扩张，Kerley B 线，在肺的下部最多见于肋膈角区，出现水平横行条影，长 2 ~ 3 cm，宽 1 ~ 2 mm，常数条平行，可双侧同时出现，也可单侧出现。

（6）二尖瓣钙化：约 10% 的二尖瓣病变可出现钙化，形态不规则，可呈星状或小斑片状致密影，在后前位上，位于第 5 肋间，脊柱左方心影内。左前斜位则在心影后 1/3 处，在透视下可随心脏搏动而跳动。应与肺内钙化区别，屏气时，钙化仍在跳动可确定为瓣膜钙化。

（7）局部肺不张或肺气肿：由于心脏增大，尤其是左心房增大，压迫两侧支气管，可产生局限性肺不张或肺气肿，阻塞性肺炎，发生于中叶和下叶多见。

（8）肺动脉高压：肺静脉压力升高，必然引起肺毛细血管、肺小动脉压力升高，导致肺动脉压力升高。其 X 线表现为：①肺动脉段凸出；②肺动脉主分支扩张，右下肺动脉干宽度超过 15 mm，即为肺动脉高压现象；③肺野外围动脉细小，肺动脉主支扩大，而肺野外围分支出现骤然细小，呈残根状。

（9）二尖瓣口狭窄程度的估计：正常二尖瓣孔直径为 3.0 ~ 3.5 cm，当瓣孔狭窄达 1.5 cm时，即可产生症状。

（三）鉴别诊断

根据各房室的选择性增大、搏动和肺血管纹理表现，结合临床相应瓣口区的杂音，X 线平片可以判定瓣膜受损的部位、性质［狭窄和（或）关闭不全］及其严重程度。

多数情况下也可判定联合瓣膜病各瓣膜损害的主次或其性质，但心脏过大，尤其有心力衰竭者，需与风湿性心肌炎或两者并存相鉴别。

诊断二尖瓣狭窄一般没有困难。典型的单纯二尖瓣狭窄根据病史及体征即可明确诊断。临床表现及心脏体征与风湿性二尖瓣狭窄极为相似的是左心房黏液瘤。左心房黏液瘤病例的心脏杂音可能随体位变动而改变响度或消失。超声心动图可显示左心房内肿瘤的云团状回声反射在舒张期进入二尖瓣瓣口或左心室，收缩期时回纳入左心房内，对明确诊断极有价值。考虑做外科手术治疗的二尖瓣狭窄病例，尚需查清是否伴有二尖瓣关闭不全及其他瓣膜是否也有病变以及病变的轻重程度。40 岁以上的病例宜做选择性冠状动脉造影术以了解冠状动脉有无梗阻性病变。

（四）临床评价

风湿病常引起风湿性心内膜炎，病变使瓣膜发生充血、肿胀及增厚，表面有小赘生物和纤维蛋白沉积，致使瓣膜交界粘连，产生瓣口缩小、狭窄，同时纤维化和缩短的腱索牵引使瓣膜向下移位，致瓣口呈漏斗状，严重的瓣膜病变可发生继发性钙化。

病理生理改变如下。

（1）二尖瓣发生狭窄，左心房收缩时，血液排空，进入左心室发生障碍，造成左心房内的血量增加、淤积，使左心房压力升高，左心房逐渐扩大和肥厚。

（2）由于左心房压力升高，肺静脉及肺毛细血管压力也同时升高，就产生肺静脉及肺毛细血管扩张、淤血，这时肺动脉压必须上升，才能保持正常的肺动、静脉压差，保持有效的肺循环，致使右心室增加负荷，逐渐肥厚。

（3）长期肺静脉肺循环阻力增高，进而引起肺动脉高压，促使右心室肥厚、扩大。

（4）长期二尖瓣狭窄，左心室血流量减少，左心室及主动脉都可有萎缩改变。

X 线检查不能直接显示瓣膜装置，有时需与某些血流动力学相似的疾患相鉴别，如左房黏液瘤、马方综合征或室间隔缺损继发主动脉瓣关闭不全、主动脉瓣上或瓣下狭窄以及各种心肌疾患继发的二尖瓣、三尖瓣关闭不全等。此时，则有赖于对全面资料尤其是超声心动图的综合分析作出诊断。X 线平片方法简便，心肺兼顾，便于手术前后复查，观察病变的演变。

六、肺源性心脏病

（一）临床表现

本病发展缓慢，临床上除原有肺、胸疾病的各种症状和体征外，主要是逐步出现肺、心功能衰竭以及其他器官损害的征象。按其功能的代偿期与失代偿期进行分述。

肺、心功能代偿期（包括缓解期）：此期主要是慢阻肺的表现。慢性咳嗽、咳痰、气急，活动后可感心悸、呼吸困难、乏力和劳动耐力下降。体检可有明显肺气肿征，听诊多有呼吸音减弱，偶有干、湿性啰音，下肢轻微水肿，下午明显，次晨消失。心浊音界常因肺气肿而不易叩出。心音遥远，但肺动脉瓣区可有第二心音亢进，提示有肺动脉高压。三尖瓣区出现收缩期杂音或剑突下示心脏搏动，多提示有右心肥厚、扩大。部分病例因肺气肿使胸膜腔内压升高，阻碍腔静脉回流，可见颈静脉充盈。又因膈下降，使肝上界及下缘明显地下移，应与右心衰竭的肝淤血征相鉴别。

肺、心功能失代偿期（包括急性加重期）：本期临床主要表现以呼吸衰竭为主，有或无心力衰竭。呼吸衰竭以急性呼吸道感染为常见诱因。心力衰竭以右心衰竭为主，也可出现心律失常。

（二）X 线表现

1. 慢性肺部疾病

最常见的是慢性支气管炎和肺气肿（图 2-10），其次是严重的肺结核、尘肺、支气管扩张以及广泛的胸膜增厚、胸廓畸形等。肺血管病变如肺动脉血栓栓塞等。例如，慢性支气管炎肺气肿引起肺泡扩大，使肺泡表面毛细血管压迫、受损，致毛细血管床减少，肺动脉血液通过受阻而减少，肺动脉压力增高，引起肺动脉高压，右室负荷增加，发生肥厚、增大。

2. 肺动脉高压的 X 线表现（图 2-10）

（1）肺动脉主支扩大，以右肺下动脉扩张最明显，其横径 >15 mm。

（2）中心肺动脉扩张外围分支细小，两者形成鲜明对比，呈残根状，多反映较重度的肺动脉高压。

（3）肺动脉段突出，与肺动脉高压程度及病程长短有关，早期仅轻度膨隆，严重时可明显突出。

3. 心脏改变

（1）心脏形态及大小：由于有肺动脉高压，肺动脉段凸出，右心室增大，因此心脏外形如梨形，呈二尖瓣型。由于肺气肿，横膈低及心脏增大不显著，心胸比率大于正常者不多。部分病例心脏外形可比正常者为小（小肺心）。心脏代偿功能减退出现心力衰竭时，心脏可急骤增大，而当心力衰竭被控制后，心脏大小又可回复原状。

（2）右心室增大：由于肺部慢性病变产生的肺动脉高压，使右心室负担加重，早期出现右心室流出道肥厚。当病变进展，心脏代偿功能减退或有右心衰竭时，则右心室流入道也增大，心脏横膈接触面增宽，心胸比例也增大。

（3）右心房增大：不多见，常由于右心室压力增高，右心房排血困难并发三尖瓣关闭不全之结果，故都与右心室增大并存。

（4）肺门血管搏动：当肺动脉高压较著时，肺动脉主干搏动增强。

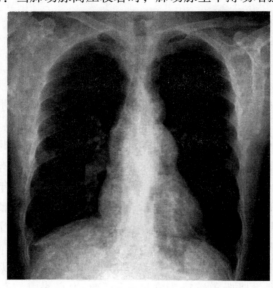

图 2-10　两肺慢性支气管炎、肺气肿、肺心病 X 线表现

注　两肺纹理增多、紊乱，两肺野透亮度增加，右下肺动脉干增粗，呈残根样改变，肺动脉段突出，左心缘下段圆隆上翘。

（三）鉴别诊断

（1）冠状动脉粥样硬化性心脏病（冠心病）：肺心病与冠心病均多见于老年人，有许多相似之处，而且常有两病共存。冠心病有典型的心绞痛、心肌梗死的病史或心电图表现，若有左心衰竭的发作史、高血压、高脂血症、糖尿病史，更有助鉴别。体检、X 线及心电图检查呈左心室肥厚为主的征象，可资鉴别。肺心病合并冠心病时鉴别有较多的困难，应详细询问病史，进行体格检查和有关心、肺功能检查加以鉴别。

（2）风湿性心瓣膜病：风湿性心脏病三尖瓣疾患应与肺心病的相对三尖瓣关闭不全相鉴别。前者往往有风湿性关节炎和心肌炎的病史，其他瓣膜如二尖瓣、主动脉瓣常有病变，X 线、心电图、超声心动图检查有特殊表现。

（3）原发性心肌病：本病多为全心增大，无慢性呼吸道疾病史，无肺动脉高压的 X 线表现等。

（四）临床评价

慢性肺源性心脏病的 X 线诊断应根据肺部、心脏两方面改变进行全面分析，肺部病变是根本，肺动脉高压是线索，右心室增大是依据。肺动脉高压和右心室增大应作出明确的判断，是诊断早期肺源性心脏病的关键。

（程晓莉）

第四节　靴形心脏

一、法洛四联症

（一）临床表现

患儿通常在 1 岁左右出现发绀，在哭闹时或活动后加重，喜蹲踞。缺氧发作时可出现晕厥、呼吸困难、意识丧失、抽搐等。患者发育迟缓，消瘦，杵状指、趾，胸骨左缘第 2 ~ 4 肋间可闻及收缩期 3 级以上杂音，第二心音减弱或消失，红细胞增多。心电图有心室肥厚伴劳损，右房肥大，不完全性右束支传导阻滞。

（二）X 线表现

1. 典型四联症

（1）心脏呈木靴状，右心室肥厚、增大（图 2-11），将左心室推向后上方，以致使心尖圆钝而翘起，心腰凹陷及主动脉升部、弓部扩张，心影呈典型的靴形，某些病例肺动脉段下方略见膨凸，系第三心室所致。少数病例可见右心房增大和上腔静脉扩张，左心房、左心室都不见增大。

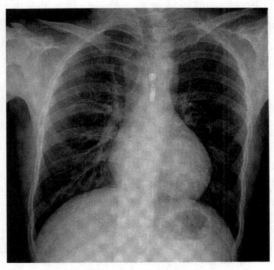

图 2-11　法洛四联症 X 线表现

注　心影呈靴形，主动脉稍增宽，左心缘下段圆钝上翘。两肺纹理稀疏。

（2）肺血减少，肺门阴影缩小，肺内血管纹理细小、稀疏，示肺血减少，某些病例肺门阴影显著缩小或无明显的动脉支干阴影。而肺门区可见粗乱的血管阴影或肺野血管纹理，呈网状，为侧支循环的表现。两者均为肺动脉狭窄较重的指征。

（3）升主动脉、主动脉弓部扩张、增宽，有 1/4 ~ 1/3 合并右位主动脉弓。

2. 重症四联症

心脏外形与典型四联症的心脏形态基本相似，仅是增大程度上的区别。重型病例心脏增大较明显，心腰凹陷和主动脉升、弓部扩张、增宽更加显著，多数病例肺野示侧支循环表现。

3. 轻度可无发绀型四联症

心脏外形和肺血减少的 X 线表现取决于肺动脉狭窄和室间隔缺损的程度，不一定都具有上述典型的 X 线征象。如室间隔缺损较小，肺动脉狭窄也轻，心脏形态的改变与单纯肺动脉狭窄相仿。如室间隔缺损较显著，而肺动脉狭窄不显著，心脏形态的改变与室间隔缺损相仿。

（三）鉴别诊断

1. 肺动脉口狭窄合并房间隔缺损伴有右至左分流（法洛三联症）

本病发绀出现相对较晚。胸骨左缘第 2 肋间的收缩期杂音较响，所占据时间较长，肺动脉瓣区第二心音减轻、分裂。X 线片上见心脏阴影增大较显著，肺动脉段明显凸出。心电图中右心室劳损的表现较明显。右心导管检查、选择性指示剂稀释曲线测定或选择性心血管造影，发现肺动脉口狭窄属瓣膜型，右至左分流水平在心房部位，可以确立诊断。

2. 艾森门格综合征

室间隔缺损、房间隔缺损、主动脉—肺动脉间隔缺损或动脉导管未闭的患者发生严重肺动脉高压时，左至右分流转变为右至左分流，形成艾森门格综合征。本综合征发绀出现晚；肺动脉瓣区有收缩喷射音和收缩期吹风样杂音，第二心音亢进并可分裂，可有吹风样舒张期杂音；X 线检查可见肺动脉段明显凸出，肺门血管影粗大而肺野血管影细小；右心导管检查发现肺动脉显著高压等，可资鉴别。

3. 埃布斯坦畸形和三尖瓣闭锁

埃布斯坦畸形时，三尖瓣的隔瓣叶和后瓣叶下移至心室，右心房增大，右心室相对较小，常伴有房间隔缺损而造成右至左分流。心前区常可听到 4 个心音；X 线示心影增大，常呈球形，右心房可甚大；心电图示右心房肥大和右束支传导阻滞；选择性右心房造影显示增大的右心房和畸形的三尖瓣，可以确立诊断。三尖瓣闭锁时三尖瓣口完全不通，右心房的血液通过未闭卵圆孔或心房间隔缺损进入左心房，经二尖瓣入左心室，再经室间隔缺损或未闭动脉导管到肺循环。X 线检查可见右心室部位不明显，肺野清晰。心电图有左心室肥大表现。选择性右心房造影可确立诊断。

4. 大血管错位

完全性大血管错位时肺动脉源出自左心室，而主动脉源出自右心室，常伴有心房或心室间隔缺损或动脉导管未闭，心脏常显著增大，X 线检查示肺部充血。选择性右心室造影可确立诊断。不完全性大血管错位中右心室双出口患者的主动脉和肺动脉均从右心室发出，常伴室间隔缺损，X 线检查示心影显著增大、肺部充血、选择性右心室造影，可确立诊断。如同时有肺动脉瓣口狭窄则鉴别诊断将很困难。

5. 动脉干永存

动脉干永存时只有一组半月瓣，跨于两心室之上，肺动脉和头臂动脉均由此动脉干发出，常伴有室间隔缺损。法洛四联症患者中如肺动脉口病变严重，形成肺动脉和肺动脉瓣闭锁时，其表现与动脉干永存类似，称为假性动脉干永存。要注意两者的鉴别。对此，选择性右心室造影很有帮助。

（四）临床评价

1888 年法国 Fallot 首先描述了肺动脉狭窄（常为右心室漏斗部狭窄）、室间隔缺损、主动脉骑跨、右心室肥厚，即法洛四联症。占先天性心脏病的 9.2% ~ 14.0%，在先天性发绀型心脏病中占第 1 位，占 66% ~ 75%。约 1/4 的病例可伴有房间隔缺损，即法洛五联症。法洛四联症主要畸形为肺动脉狭窄和高位室间隔缺损。

肺动脉狭窄的程度可由轻度狭窄到完全闭锁，狭窄的部位多为漏斗部狭窄，或兼有肺动脉瓣的狭窄。漏斗部狭窄可以为整个漏斗部的狭窄，也可为局限性环形狭窄。后者可造成狭窄与瓣膜之间的扩张，形成第三心室。室间隔缺损是高位的，多为膜部缺损，缺损的直径往往在 1 cm 以上。主动脉骑跨程度不等，升主动脉都较粗大，20% ~ 30% 的患者合并右位主动脉弓。右心室肥大是一种代偿性肥厚，其室壁厚度可达左心室，甚至超过左心室，左心室则发育不良。

法洛四联症的血流动力学改变主要取决于肺动脉狭窄形成的阻力，狭窄越重，右心室排血阻力越大，通过室间隔缺损由右向左的分流也就越大。主动脉同时接受来自左、右心室的混合血，使体循环血氧饱和度降低，而肺动脉血流量减少进一步加深缺氧，从而引起发绀。部分病例肺动脉狭窄较轻，室间隔缺损也很小，右心室压力常低于左心室或相似，不出现由右向左分流或无发绀。此外，法洛四联症发绀型几乎都有来自体循环的侧支血管供应肺循环，侧支循环一般占主动脉血流量的 5% ~ 30%，丰富的侧支循环可以改善缺氧，从而减轻发绀。

（1）根据 X 线的典型征象结合临床体征尤其是发绀，多能作出或提示法洛四联症的诊断，年龄越大越可靠，婴幼儿相同的 X 线征象常与其他肺血少的发绀型复杂畸形混淆，如伴有肺动脉狭窄的右室双出口、大动脉错位、单心室、三尖瓣闭锁、肺动脉闭锁及右心发育不全等，可致 X 线平片诊断受限。

（2）X 线征象似法洛四联症，但心脏明显增大、心脏异位或疑有左位升主动脉者，特别是心电图无右室肥厚时应警惕其他复杂畸形。

（3）超声心动图在法洛四联症无创性检查中有重要作用，可部分取代造影检查。对上述疑难病例和术前确诊或手术适应证、术式选择，目前仍主要依据心血管造影。

二、肺动脉狭窄

（一）临床表现

随肺动脉狭窄的程度不同而出现不同的临床表现，常见症状为易疲乏，劳累后心悸、气急，一般症状较轻。严重狭窄易导致卵圆孔的开放，可出现发绀，体检胸骨左缘第 2 前肋间听到 3 ~ 4 级收缩期杂音，伴有震颤，肺动脉瓣区第二心音减弱或消失。心电图电轴右偏，右室肥厚，右束支传导阻滞，右房肥大。

（二）X 线表现

1. 瓣膜狭窄

（1）心脏呈"二尖瓣型"，心脏大小正常或轻度增大者居多。少数为中至高度增大，主要为右心室增大，正位显示心尖圆钝且向上翘，约有 1/3 的病例可见右心房增大，显著增大者常提示重度肺动脉瓣狭窄或合并三尖瓣关闭不全。

（2）肺动脉段凸出为狭窄后扩张所致，多呈直立式，其上缘可接近主动脉弓水平，凸出的肺动脉段多为中至高度凸出，与左心缘连接处凹陷（图 2-12）。

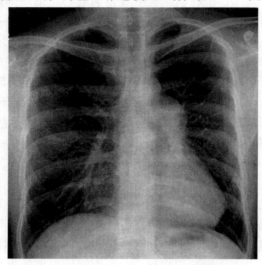

图 2-12　肺动脉狭窄 X 线表现

注　心脏呈二尖瓣型，主动脉结缩小，肺动脉段瘤样突出，心尖圆钝上翘；两肺纹理稀疏，两肺野透亮度增加。

（3）肺血减少，肺血管纹理纤细、稀疏，尤其与肺动脉段明显凸出形成鲜明对比，为肺动脉瓣狭窄常见的征象，且多反映为较重的狭窄。右肺门动脉因距离肺动脉主干较远不受影响，亦多细小。左肺门动脉扩张，大于右侧，致使两肺门阴影不对称，左侧＞右侧。在诊断上具有重大意义。

（4）心脏大血管搏动，心缘搏动正常或增强。肺动脉段及左肺门搏动增强，右肺门动脉无搏动而呈"静止"状态，两者形成鲜明对比，对诊断具有较大意义。

2. 漏斗部狭窄

漏斗部肌性狭窄，肺动脉段凹陷，心尖上翘，心脏呈"靴形"，心外形似四联症，另有少数病例肺动脉段轻凸，心外形似"二尖瓣型"，右心室多呈不同程度增大，于肺动脉段下方常可见轻度膨凸，为漏斗部心腔，第三心室的反映。肺血减少表现。

（三）临床评价

按其狭窄部位和病理改变可以分为以下 4 个类型。

1. 瓣膜狭窄

最为常见，占 70% ~ 80%，瓣膜缘不同程度的粘连、愈合，形成向主肺动脉干腔内呈圆顶样突出的隔膜，于中心或偏心有一狭窄瓣孔，其大小从几毫米至十毫米以上，伴有主肺动脉干的狭窄后扩张。瓣膜呈不同程度的增厚，甚至变形。

2. 漏斗部狭窄（瓣下狭窄）

较少见，约占 10%，狭窄可位于右心室流出道的任何部位，可为狭长的肌肉型通道管样狭窄，也可为环状狭窄的隔膜型。

3. 瓣上狭窄

于肺动脉瓣上，即主肺动脉干根部局限性狭窄。

4. 混合型狭窄

如肺动脉瓣狭窄合并漏斗部狭窄，或肺动脉瓣狭窄合并轻度瓣上狭窄。

（四）病理生理

肺动脉狭窄基本的血流动力学变化是右心排血受阻。右心室收缩压升高而肺动脉压正常或降低，结果产生右心室肥厚，以致继发右心衰竭。肺动脉瓣狭窄，因血流动力学影响，即血液冲击狭窄瓣口后产生的涡流引起主肺动脉干的扩张，称为狭窄后的扩张，可波及左肺动脉，为瓣膜狭窄的特征之一。

先天性肺动脉狭窄为常见的先天性心脏病，尤其是肺动脉瓣狭窄，普通 X 线检查多可以做出定性诊断，但在病变程度的估计上，尤其心脏不大或仅轻度增大者，常有一定限度。单发的漏斗部狭窄较少见，平片诊断受到一定限制，常需注意与无发绀的法洛四联症相鉴别。二维超声心动图及彩色多普勒有助于确定诊断。右心导管检查可作为诊断及狭窄程度判断的重要依据。为了进一步明确瓣膜、漏斗部狭窄以及右心室肥厚的解剖诊断和形态特点，以助于疑难病例鉴别诊断和手术治疗适应证的选择，右心室造影在临床上具有重要意义。

三、高血压心脏病

（一）临床表现

头痛、头晕、失眠是高血压的常见症状，在心功能代偿期一般无心脏方面的症状。发展至高血压心脏病后可逐渐出现左心衰竭症状（心悸、气短、不能平卧、心动过速，甚至出现奔马律、肺水肿等），如继发右心衰竭，可见肝大、下肢水肿等相应表现。

（二）X 线表现

典型者心脏呈"主动脉型"，主动脉增宽，主动脉结膨凸，左心室增大（图 2-13）。

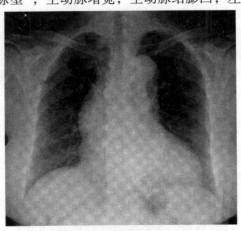

图 2-13 高血压性心脏病

注 心影呈主动脉型，主动脉结突出，心腰凹陷，主动脉增宽、迂曲，左心缘下段向左扩大，心尖左下移位；两肺纹理增多，边缘欠清晰。

（1）单纯左心室肥厚，在后前位上仅表现左室段圆隆，心尖钝圆，即所谓向心性肥厚，整个心影无明显增大。

（2）左心室肥厚和扩张而引起左心室增大时，在后前位上，心脏呈"主动脉型"，左心室缘向左凸隆，并向下延伸，相反搏动点上移。左前斜位上，心脏向后凸出，心后间隙消失，与脊柱影重叠。

（3）左心衰竭时，左室发生显著增大，搏动减弱，可继发相对性二尖瓣关闭不全，因此，左心房、左心室进一步扩大，肺静脉压力升高，出现肺淤血，出现间质性或肺泡性肺水肿。

（三）鉴别诊断

应与主动脉瓣关闭不全相鉴别。

（四）临床评价

高血压可分为原发性和继发性两类，前者约占90%，后者约占10%，继发于其他疾病，如肾脏、内分泌、心血管和颅脑疾患等。各型高血压达到一定时间和程度，可使左心室负荷加重，继之引起左心室肥厚、增大和功能不全。

1. 普通 X 线检查

胸部 X 线平片可显示心脏和胸主动脉的改变，为高血压的分期和病情判断提供参考和依据，随诊观察演变过程有助于估计预后。胸片显示肺循环的改变如肺淤血，间质性或早期肺泡性肺水肿往往早于临床症状和体征，对判断病情有特别意义。胸部和腹部平片，排泄性尿路造影等可为继发性高血压的病因诊断提供线索。

2. X 线改变与心电图改变的关系

心电图是诊断高血压引起的心脏改变的重要根据。一般来说，心电图改变（左心室高电压，心肌肥厚、劳损等）与 X 线所示的心脏和左心室增大呈正相关关系。但有些病例心电图改变早于 X 线改变或 X 线改变早于心电图改变。因此，诊断高血压心脏病应同时重视两种指标，相互配合。

3. 双维超声、CT、MRI 检查

除显示心脏改变外，对主动脉缩窄、肾及肾上腺改变等继发性高血压的病因诊断具有重要价值（图2-14、图2-15）。血管造影（包括 DSA）对继发于主动脉缩窄、大动脉炎和肾血管病的高血压能提供最准确的解剖诊断，作为手术和介入性治疗的依据。一般来说，综合临床、心电图、胸部 X 线检查和双维超声作出高血压心脏病的诊断。

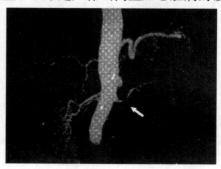

图2-14　肾动脉狭窄继发高血压

注　CTA 示左肾动脉狭窄（箭头）。

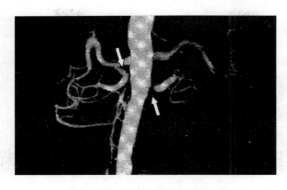

图 2-15 大动脉炎继发高血压

注 CTA 示双肾动脉狭窄（箭头），肠系膜上动脉节段性狭窄，腹主动脉稍窄且管壁不光整，并见较多侧支血管显示。

（李建英）

第三章

消化系统疾病的 X 线诊断

第一节　咽部病变

一、咽部异物

（一）临床表现

咽部异物多为意外情况下经口进入。尖锐、细长的物品如鱼刺、麦芒、竹丝等，可刺入腭扁桃体、咽侧壁、舌根或会厌等处。较大异物常停留于梨状窝。尖锐异物可刺透并穿过咽黏膜，埋藏于咽后壁，引起继发感染，甚或酿成脓肿。

咽部异物可表现出咽痛、咳嗽、吞咽困难等症状，也可表现出水肿、出血、呼吸困难等症状。

（二）X 线表现

咽部异物有高密度及低密度两种。高密度异物，X 线平片即可完全显现异物位置、形态和大小，并可见咽部软组织肿胀和脓肿；低密度异物，需做钡餐检查，表现为充盈缺损即异物的一个侧面，以及咽部功能紊乱、咽部软组织改变。

异物很小时，造影不一定显现，可以钡剂拌棉絮观察，显示钡絮滞留咽部，结合病史进行诊断。

（三）鉴别诊断

结合临床病史及颈部 X 线透视、摄片和钡餐检查，可以判断有无咽部异物及并发症是否存在。

（四）临床评价

详细询问病史、分析症状可以初步诊断。大多数患者有异物咽下史，并在查体时发现异物，部分患者开始有刺痛，检查时未见异物，可能是黏膜擦伤所致，此症状一般持续时间较短。

对于疼痛部位不定，总觉咽部有异物存留，发生数日后来就诊者，应注意与咽异感症或慢性咽炎相鉴别（图 3-1、图 3-2）。

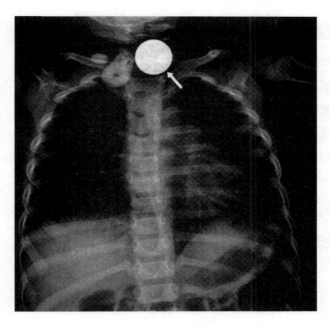

图 3-1　咽部金属异物

注　咽部见圆形金属密度影，有异物误服史。

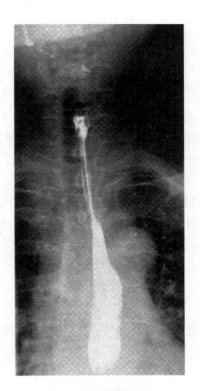

图 3-2　咽部异物

注　食管钡餐透视示咽部见钡剂悬挂，有鱼刺误服史。

二、咽壁脓肿

（一）临床表现

本病多见于异物刺伤后，也可因颈椎化脓性或结核性感染所造成。脓肿多位于咽后壁，由于软组织肿胀或脓肿的压迫使咽部变形。

（二）X线表现

除X线平片可见咽壁软组织肿胀、咽部受压，以及咽部移位、咽部与颈椎间距离增加外，有时可于肿胀影内见有积气或小液平。

三、颈椎病

（一）临床表现

颈椎退行性改变，常使椎体骨赘形成，颈椎顺列变直，增生骨刺可压及下咽部，造成吞咽困难及异物感。

（二）X线表现

颈椎间隙狭窄，椎体骨赘增生，压迫下咽部后壁形成一明显压迹。

（王曼曼）

第二节　食管病变

一、食管癌

（一）临床表现

食管癌是我国常见的恶性肿瘤之一，也是引起食管管腔狭小与吞咽困难的一种最常见的疾病。绝大多数食管癌为鳞状上皮细胞癌，但食管下端也可以发生腺癌。统计表明，食管癌好发于胸中段，胸下段次之，颈段与胸上段最少。

早期食管癌（限于黏膜及黏膜下层）的病理形态可分为平坦型、轻微凹陷型与轻微隆起型。随着癌的深层浸润，以及不同的生长方式，一般可分为息肉型、狭窄型、溃疡型与混合型。早期食管癌很少有症状，需做脱落细胞学检查才能发现。但肿瘤生长至一定大小，则出现持续性、进行性吞咽困难。一般说来，男性多于女性，40岁以上患者多见。

（二）X线表现

1. 早期食管癌

食管黏膜纹增粗、中断、迂曲，可见单发或多发的小龛影，局限性充盈缺损，局限性管壁僵硬（图3-3）。

2. 中、晚期食管癌

黏膜纹破坏、充盈缺损、管壁僵硬、管腔狭窄、通过受阻与软组织肿块等。根据大体标本结合X线表现分述如下。

（1）息肉型：肿瘤向腔内生长为主，呈不规则的充盈缺损与偏心性狭窄。但也可见有的肿块以向壁外生长为主，犹如纵隔肿瘤，有学者将其称为外展型（图 3-4）。

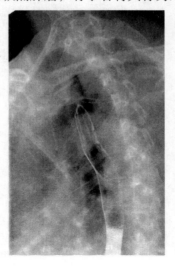

图 3-3 早期食管癌

注 食管中段黏膜中断、破坏，管壁稍僵硬，管腔未见明显狭窄。

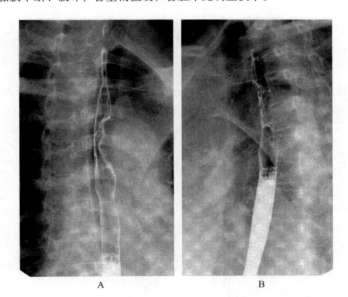

A   B

图 3-4 食管癌（息肉型）

注 A. 食管中段腔内可见不规则的充盈缺损；B. 食管偏心性狭窄。

（2）狭窄型：即硬性浸润癌，以环形狭窄为其主要特点，范围为 3～5 cm，上段食管明显扩张（图 3-5）。

（3）溃疡型：呈长条状、扁平形壁内龛影，周围隆起，黏膜纹破坏，管壁僵硬，扩张较差，但无明显梗阻现象（图 3-6）。

（4）混合型：具备上述两种以上的 X 线特征。

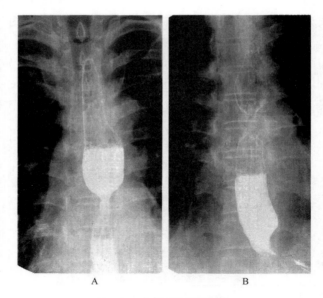

图 3-5　食管癌（狭窄型）

注　A. 食管中段见环形狭窄，黏膜破坏，管壁僵硬，钡剂通过受阻；B. 狭窄段上方食管扩张。

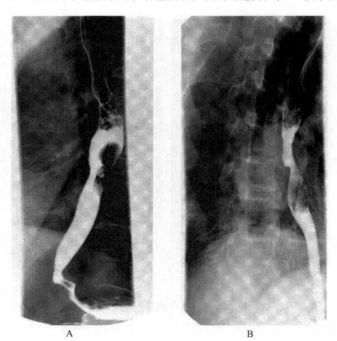

图 3-6　食管癌（溃疡型）

注　A. 食管中段见管腔狭窄，黏膜中断、破坏；B. 内见不规则龛影。

3. 并发症

（1）穿孔与瘘管形成：仅少数病例可出现食管—气管瘘，也可向纵隔穿破，形成纵隔炎与纵隔脓肿。

（2）纵隔淋巴结转移可出现纵隔增宽、气管受压等 X 线表现。

（三）鉴别诊断

1. 食管良性肿瘤

表现为向腔内凸出的偏心性充盈缺损，呈半球状或分叶状。切线位肿瘤上、下端与正常食管分界清楚，钡剂通过肿瘤时呈偏流或分流，转动体位可发现管腔增宽，肿物不造成梗阻，上方食管无扩张。肿瘤局部食管黏膜皱襞展平消失，其对侧黏膜光整，无破坏改变，附近食管壁柔和光滑。

2. 贲门失弛缓症

贲门失弛缓症的狭窄段是胃食管前庭段两侧对称性狭窄，管壁光滑，呈漏斗状，食管黏膜无破坏。用解痉药可缓解梗阻症状，吸入亚硝酸异戊酯后贲门暂时舒展，可使钡剂顺利通过。

3. 消化性食管炎

易与食管下段浸润癌混淆。炎症后期，瘢痕狭窄常在下 1/3，但仍能扩张，无黏膜破坏。食管壁因癌肿浸润而僵硬，不能扩张，边缘不规则，黏膜皱襞有中断、破坏。

4. 食管静脉曲张

食管静脉曲张管壁柔软，没有梗阻的征象，严重的食管静脉曲张，食管张力虽低，但仍有收缩或扩张功能，而癌的食管壁僵硬，不能扩张或收缩，局部蠕动消失。

5. 食管外压性改变

纵隔内肿瘤和纵隔淋巴结肿大等压迫食管，产生局限性压迹，有时并有移位，黏膜常光滑、完整，无中断、破坏。

（四）临床评价

食管癌的放射学检查主要是确定诊断及侵蚀范围。食管癌的中晚期 X 线改变较为明显，诊断并不困难。而早期食管癌由于癌组织仅限于黏膜及黏膜下层，病变表浅，范围小，因此 X 线改变很不明显，容易漏诊和误诊。因此，X 线检查时，必须多轴透视和点片，并采取双对比造影检查，以显示得更清楚。在诊断过程中，既要确定肿瘤类型，又要对肿瘤侵犯范围、黏膜皱襞的变化、狭窄的程度、食管壁僵硬程度等指标进行观察记录，食管周围的侵蚀及淋巴结转移则必须依靠 CT 或 MRI 进行检查，以指导分期，便于临床治疗。

二、食管炎

（一）腐蚀性食管炎

1. 临床表现

吞服化学性腐蚀性制剂（如强酸、强碱）所致，重者可发生食管破裂而引起纵隔炎，轻者则引起不同程度的瘢痕狭窄。

2. X 线表现

（1）病变较轻时，早期可见食管下段痉挛，黏膜纹尚存在，一般无严重后果。重症病例则表现为中、下段，甚至整个食管，都有痉挛与不规则收缩现象，边缘呈锯齿状，可见浅或深的溃疡龛影，有时因环肌痉挛严重，下段可呈鼠尾状闭塞（图3-7）。

（2）病变后期，因瘢痕收缩而出现范围比较广泛的向心性狭窄，狭窄多为生理性狭窄部位，狭窄上段食管扩张程度较轻，病变食管与正常食管之间无明确分界，呈逐渐移行性过渡。

3. 鉴别诊断

浸润型食管癌：狭窄上段食管明显扩张，病变与正常食管之间分界明显。

4. 临床评价

应在急性炎症消退后进行钡餐造影检查，以观察病变的范围与程度。如疑有穿孔或有食后呛咳的患者，宜用碘油造影。腐蚀性食管炎后期可以发生癌变，因此 X 线检查对本病的随访非常重要。

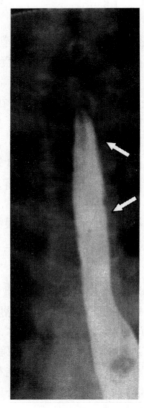

图 3-7　腐蚀性食管炎

注　食管钡餐透视检查示食管上段壁边缘毛糙，患者有误服强碱病史。

（二）反流性食管炎

1. 临床表现

胃内容物包括胃酸及胃消化酶逆流到食管内对鳞状上皮的自身性消化所致。主要见于食管下段，多合并黏膜糜烂与浅表性溃疡，病变后期因纤维组织增生，可形成食管管腔狭窄与食管缩短。临床上多见于食管裂孔疝、贲门手术后、十二指肠球部溃疡的患者。主要表现为胃灼热、胸骨后疼痛，进食时加重；因食管下段痉挛与瘢痕狭窄，所以可有吞咽困难与呕吐等症状；严重者还可发生呕血。

2. X 线表现

（1）早期或轻度反流性食管炎在钡餐造影时，一般只能看到食管下段痉挛性收缩，长达数厘米，边缘光整，有时出现第 3 收缩波而致管壁高低不平或呈锯齿状，但难以显示黏膜糜烂与浅小溃疡。

（2）晚期因管壁纤维组织增生及瘢痕组织收缩，可见食管下段持续性狭窄及狭窄上段食管代偿性扩大。如发现胃内钡剂向食管反流或合并食管裂孔疝，则支持反流性食管炎的诊断。

3. 鉴别诊断

应与浸润型食管癌相鉴别：食管癌时食管狭窄较局限，病变与正常食管之间分界明显，当服大口钡剂时可见狭窄部位管壁僵直，表面不规则，不易扩张。而食管炎时病变食管与正常食管之间无明确分界，呈逐渐移行性过渡，狭窄部位比较光滑，偶见小龛影。

4. 临床评价

X 线钡餐检查对于判断病变的有无、病变部位及程度、病变原因很有帮助。一般来说，采用双对比造影易于发现早期的细微黏膜管壁，应结合临床病史、内镜活检及实验室检查结果进行综合诊断。

三、食管瘘

食管瘘按其病因来看，可分先天性和后天性两类，如按瘘管部位与相通的器官不同，又可分为食管—气管瘘、食管—支气管瘘、食管—纵隔瘘及食管—纵隔—肺瘘。

（一）食管—气管瘘或食管—支气管瘘

1. 临床表现

主要症状即进食后呛咳、肺部感染等。

2. X 线表现

造影时见造影剂进入气管或支气管，比较容易诊断。但要排除各种因素造成的造影剂由咽喉部吸入气管内的假象，有怀疑时，应特别注意第 1 口造影剂通过的情况及瘘管影的显示（图 3-8）。

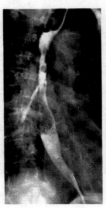

图 3-8　食管—气管瘘（食管癌病例）

注　口服造影剂后见食管中段造影剂外溢，与支气管沟通。

（二）食管—纵隔瘘或食管—纵隔—肺瘘

1. 临床表现

单纯食管—纵隔瘘少见。主要症状为高热及胸骨后疼痛。

2. X 线表现

X 线检查显示纵隔阴影明显增宽，造影时造影剂溢入纵隔内。纵隔脓肿逐步增大，最后则向肺或支气管穿通，而形成食管—纵隔—肺瘘。这种病大多发生于肺脓肿，必要时进行碘油食管造影，可显示瘘管及造影剂进入肺内，X 线诊断较容易建立。

四、食管重复畸形

（一）临床表现

食管重复畸形又称先天性食管囊肿，是较少见的先天性消化道畸形，是胚胎时期原始消化管头端的前肠发育畸形所致，多位于食管中段或下段，呈囊状或管状，可与食管相通，其囊内黏膜多数为胃黏膜，部分为肠黏膜、支气管黏膜组织或食管黏膜，可产生溃疡，可无临床症状。食管重复又称为副食管，较大的副食管可压迫气管，引起呼吸困难，压迫食管时可产生吞咽困难，或发生副食管内溃疡出血，甚至穿孔等症状。

（二）X 线表现

（1）胸部正、侧位片：可见副食管呈边缘清晰、密度均匀的块影，并压迫纵隔使之移位，或突向邻近肺野的块影（图 3-9）。

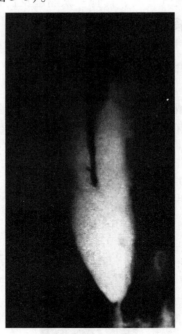

图 3-9　食管重复畸形

注　食管上段见重复畸形，下段融合扩张。

（2）若副食管与食管相通，钡餐造影可显示副食管与食管平行，其远端为盲端，内有黏膜纹。

（三）鉴别诊断

（1）食管憩室：食管壁局限性腔外膨出而呈陷窝或盲袋状，易于鉴别。

（2）缺铁性吞咽困难综合征：有缺铁性贫血表现，内镜检查见咽下部和食管交界处附近有食管黏膜赘片形成，其特征性改变有利于鉴别。

（四）临床评价

食管重复畸形的发生可能与遗传有关。本病变不仅影响食管正常功能，而且易反复损伤继发炎症，旷久可能诱发恶变，故应提醒患者注意饮食方式及自我保护，追踪观察，定期复查，酌情处理。CT 和超声检查有助于本病的诊断和鉴别诊断。

五、食管黏膜下血肿

（一）临床表现

食管黏膜下血肿，主要是由于动物性尖锐骨性异物通过食管生理狭窄时所产生的继发性食管黏膜急性损伤性病变，偶尔也可由于烫伤或进食过快引起。在有血小板减少症、血友病或抗凝药治疗的患者中也可自行出现。主要发生于食管第 1、第 2 生理狭窄处，甚少见。主要症状为突发的胸骨后疼痛、呕血、吞咽痛、吞咽困难。

（二）X 线表现

食管腔内黏膜层轮廓光滑的圆形或椭圆形充盈缺损，边缘清楚，形态轻度可变；如血肿破裂，钡剂渗入血肿内，则形成腔内液—钡平面或腔内囊状钡剂充填影，钡剂渗入少并在立位时表现为腔内液—钡平面；当钡剂渗入多或卧位时表现为腔内囊状钡剂充填影（图 3-10）。

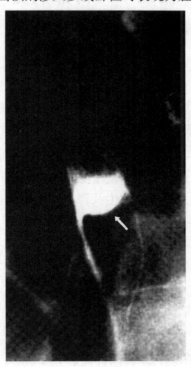

图 3-10 食管黏膜下血肿

注 食管钡餐透视点片示食管腔内椭圆形囊状钡剂充填，边缘清楚（箭头）。

（三）鉴别诊断

（1）黏膜层良性肿瘤：血肿患者有明确的尖锐异物误吞史，疼痛不适大多较广泛或最痛点与发现病变部位相一致，短期复查血肿消失或明显缩小；良性占位性病变患者无症状或症状轻，短期复查病灶无变化。

（2）食管外压性病变或黏膜下占位性病变：通过切线位显示黏膜下层隆起性病变；血肿临床表现及病史典型，来源于黏膜层隆起性病变。

（3）食管憩室：憩室切线位于腔外，黏膜向内延伸，形态可变性大，钡剂可排空；血肿始终位于腔内，短期复查变小或消失。

（4）食管内气泡：气泡多发、圆形，通过重复服钡，可消失或下移；血肿位置固定且始终存在。

（四）临床评价

食管黏膜下血肿多由细小血管损伤引起，血肿往往较为局限，极少引起大出血。食管黏膜下血肿根据临床表现的特点及 X 线影像表现，结合短期复查血肿变小或消失等特点，不难作出明确诊断。

（姜庆久）

第三节　胃部病变

一、慢性胃炎

（一）临床表现

慢性胃炎是成人的一种常见病，主要由于黏膜层水肿、炎症细胞浸润及纤维组织增生等造成黏膜皱襞增粗、迂曲，以致走行方向紊乱。

（二）X 线表现

（1）胃黏膜纹有增粗、迂曲、交叉紊乱改变。

（2）由于黏膜皱襞盘旋或严重上皮增生及胃小区明显延长，形成较多的约 0.5 cm 大小的息肉样透亮区。

（3）半充盈相上胃小弯边缘不光整及胃大弯息肉状充盈缺损，缺损形态不固定，触之柔软。

（三）鉴别诊断

胃恶性肿瘤：胃壁僵硬，蠕动消失，胃黏膜中断、破坏，充盈缺损形态恒定不变。

（四）临床评价

X 线检查只从黏膜皱襞相的变化来诊断胃炎是不可靠的。一些慢性胃炎就其本质来讲为萎缩性胃炎，进而加上增生及化生等因素，致使从肉眼及 X 线上都为肥厚性胃炎的征象。这样，从皱襞的宽度来判断为肥厚性胃炎还是萎缩性胃炎就不准确了。此外，皱襞的肥厚还受自主神经系统的影响，甚至黏膜肌层的痉挛、药物的影响等也会导致皱襞的变化。

二、慢性胃窦炎

（一）临床表现

慢性胃窦炎是一种原因不太清楚而局限于胃窦部的慢性非特异性炎症，是消化系统常见疾病之一。临床上好发于 30 岁以上的男性，表现为上腹部饱胀，隐痛或剧痛，常呈周期性发作，可伴有嗳气、泛酸、呕吐、食欲减退、消瘦等，慢性胃窦炎还可表现为厌食、持续性腹痛、失血性贫血等。本症与精神因素关系密切，情绪波动或恐惧、紧张时，可使症状加剧。副交感神经系统兴奋时也易发作。有些胃窦炎患者，上腹部疼痛症状与十二指肠球部溃疡相似。

（二）X 线表现

（1）胃窦激惹：表现为幽门前区经常处于半收缩状态或舒张不全，不能像正常那样在蠕动波将到达时如囊状，但能缩小至胃腔呈线状。若有幽门痉挛，则可造成胃排空延迟。

（2）分泌功能亢进：表现有空腹滞留，黏膜纹涂布显示不良等。

（3）黏膜纹增粗、增厚、紊乱，可宽达 1 cm 左右，胃窦黏膜纹多呈横行，胃黏膜息肉样改变出现"靶征"或"牛眼征"，胃壁轮廓呈规则的锯齿状，锯齿的边缘也甚光滑。

（4）当病变发展至肌层肥厚时，常表现为卧位时胃窦向心性狭窄，形态比较固定，一般可收缩至极细，但不能舒张，与正常段呈逐渐过渡或分界比较清楚。狭窄段可显示黏膜纹，多数呈纵行。立位观察形态多接近正常。

（5）胃小区的形态不规则，大小不一，胃小沟密度增高且粗细不均、变宽、模糊（图 3-11）。

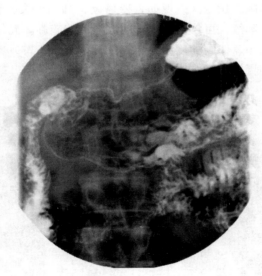

图 3-11 慢性胃窦炎

注 胃钡透气钡双重造影示胃窦部胃小区形态不规则，大小不一，胃小沟增宽，胃窦部胃壁边缘欠光整。

（三）鉴别诊断

胃窦癌：黏膜纹显示僵硬、破坏，可伴有黏膜纹紊乱。胃窦多呈偏侧性狭窄变形，轮廓呈缺损性不规则。胃壁僵硬，蠕动完全消失。与正常胃壁边界截然、陡峭。扪诊检查，大多有质硬的肿块。胃窦炎黏膜纹主要表现增粗、迂曲、走行紊乱，无黏膜纹僵硬、破坏；胃窦多呈向心性狭窄变形，轮廓光整或锯齿状；病变区胃壁柔软度及蠕动存在或减弱，病变区边界常系移行性，故其边界多不够明确，多无肿块。胃镜在区分慢性胃窦炎与胃窦癌时有优势。

（四）临床评价

常规钡餐只能显示黏膜纹的改变，黏膜纹的宽度在 5 mm 以上，边缘呈波浪状，是诊断胃窦炎的可靠依据。低张力气钡双重造影能显示胃小区的改变，有利于胃窦炎的诊断。临床研究证明，胃癌与萎缩性胃窦炎之间有着密切的关系。因此，早期诊治慢性胃窦炎非常重要。上消化道钡餐造影检查与临床体征相结合，是诊断慢性胃窦炎的可靠依据。在实际工作中要注意胃窦炎与胃窦癌相区别。

三、浸润型胃癌

（一）临床表现

浸润型胃癌是胃癌中最少见的一型，癌肿主要沿着胃壁浸润型生长，胃壁增厚，黏膜面粗糙，颗粒样增生，黏膜层固定，有时伴有浅表溃疡。根据病变范围，可分为局限型及弥漫型。

（二）X 线表现

病变范围可广泛或局限，病变区表现如胃壁僵硬，蠕动消失，胃腔缩小，黏膜纹破坏、紊乱，严重者如脑回状黏膜纹，可伴有不规则的浅在性的龛影。充盈相上胃轮廓不规则。如病变范围广，可使全胃缩小、僵硬如皮革囊袋，故又称革袋状胃或皮革胃。当幽门被癌肿浸润而失去括约能力时，则胃排空加快。个别病例可仅有胃壁僵硬，蠕动消失，而无黏膜纹破坏，应注意（图 3-12）。

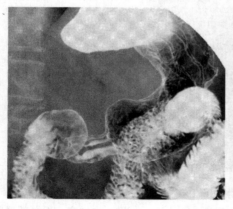
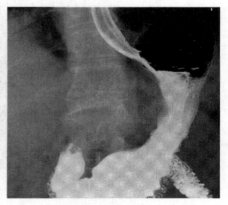

A   B

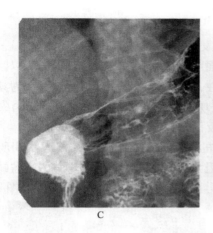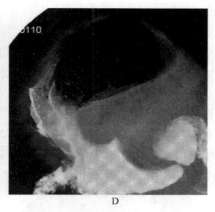

图 3-12 浸润型胃癌（胃体）

注 A. 胃体胃壁僵硬；B. 蠕动消失；C. 胃腔缩小；D. 黏膜纹破坏、紊乱。

（三）鉴别诊断

（1）高张力角型胃：浸润型胃癌，黏膜皱襞消失，无蠕动波，且因幽门受浸润排空增快，有时可见因贲门口受浸润僵硬而引起的食管扩张，而角型胃及其食管柔软，不会出现食管扩张和排空增快，有助于两者的鉴别。

（2）胃淋巴瘤：见本节"胃淋巴瘤"。

（四）临床评价

浸润型胃癌发病率较其他类型少，传统单对比造影检查时容易误诊为胃炎或正常。双对比检查，可降低胃张力，增加胃扩张程度，容易发现胃壁僵硬和胃腔狭窄，有利于诊断和鉴别。

四、胃淋巴瘤

（一）临床表现

起源于胃黏膜下层的淋巴滤泡组织，沿黏膜下层浸润生长，易导致管壁增厚，黏膜粗大及肿块形成。黏膜表面可保持完整，也可产生溃疡。临床表现与胃癌相似，胃淋巴瘤发病率相对偏低，发病年龄较轻，临床表现主要取决于肿瘤的病理学改变及生物学特征。但总体来说临床症状不太严重，而 X 线已明显提示胃部病变严重，这种临床表现与 X 线不相一致是一个特征。

（二）X 线表现

其 X 线表现一般可分为 6 型。

（1）溃疡型：表现为龛影，其发生率较高，为最多的一种类型。溃疡的形态、大小、数目不一，多位于充盈缺损内，形态不规则或为盘状、分叶状、生姜状等。溃疡环堤常较光滑、规则，部分尚可见黏膜皱襞，与溃疡型胃癌的环堤常有明显的指压痕和裂隙征有所不同。邻近黏膜粗大而无中断、破坏，病变区胃壁呈不同程度僵硬，但仍可扩张，胃蠕动减弱，但仍存在。

（2）肿块型：常表现为较大的充盈缺损，多见于胃体、窦部，呈分叶状，边界清楚，其内可有大小不等、形态不规则的龛影。

（3）息肉型：表现为胃内（体、窦部）多发性息肉状充盈缺损，直径多为 1～4 cm，大小不等，边缘多较光整，也可呈分叶状，其表面可有大小不一的溃疡；周围环以巨大黏膜皱襞。病变范围广，但仍保持一定扩张度及柔软性，胃蠕动仍能不同程度地存在为其特征。

（4）浸润型：累及胃周径的 50% 以上，表现为胃壁增厚，蠕动减弱但不消失，病变范围和程度与胃腔狭窄程度不成比例，有时胃腔反而扩张。

（5）胃黏膜皱襞肥大型：表现为异常粗大的黏膜皱襞，为肿瘤黏膜下浸润所致。粗大的黏膜皱襞略显僵硬，但常无中断、破坏。于粗大皱襞之间可见大小不等的充盈缺损。

（6）混合型：多种病变如胃壁增厚、结节、溃疡，黏膜粗大等混合存在（图 3-13）。

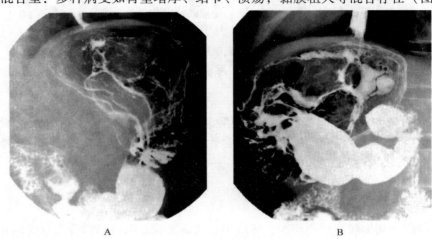

图 3-13　胃淋巴瘤（混合型）

注　A. 胃底、胃体广泛黏膜破坏；B. 可见充盈缺损、龛影。

（三）鉴别诊断

（1）浸润型胃癌：首先，淋巴瘤胃壁僵硬、蠕动消失，似浸润型胃癌的"革袋状胃"，但淋巴瘤压迫时胃壁可有一定的形态改变，不似胃癌僵直。同时，其胃壁边缘可见弧形充盈缺损，较多则呈"波浪状"，胃癌无此征象。其次，淋巴瘤黏膜破坏表现特殊，似多数大小、形态不等的结节样充盈缺损构成，呈现凹凸不平状，充盈缺损表面不光整，可见不规则龛影。这与胃癌的黏膜中断、消失不同。此外，淋巴瘤多为全胃受累，病变广泛，浸润型胃癌如未累及全胃，病变区与正常胃壁分界截然，有时可见癌折角，鉴别诊断不难。

（2）肥厚性胃炎：肥厚性胃炎可形成大小不等的凸起状结节，其结节为黏膜增生、肥厚形成，表现为与黏膜相连，似黏膜扭曲形成，而淋巴瘤的结节表现为彼此"孤立"，与黏膜皱襞不连；此外，较严重的肥厚性胃炎胃壁柔韧度降低，有时蠕动不明显，但不僵硬，与淋巴瘤不同。

（四）临床评价

胃淋巴瘤患者临床表现无特殊性，内镜活检有时难以取到深部浸润的肿瘤组织而不能做出准确诊断。GI 检查时多表现为多发结节状充盈缺损或多发肿块，周围黏膜皱襞推移、破坏不明显，可见收缩和扩张；CT 扫描可见胃壁增厚，多密度均匀，呈轻、中度均匀强化，或呈黏膜线完整的分层强化，可伴有大溃疡或多发溃疡形成，在三期扫描中胃的形态可变。由于胃淋巴瘤对胃的形态和功能的影响均与胃癌有所不同，因此，联合 GI 和 CT 两种检查方法既可了解胃的病变形态和范围，又能观察胃的扩张和蠕动功能，作出胃淋巴瘤的提示诊断；胃镜活检时多点深取，或在 CT 引导下肿块穿刺活检，不需手术即可作出胃淋巴瘤的正确诊断。

五、胃溃疡

（一）临床表现

常见慢性病，男多于女，好发于 20 ~ 50 岁，主要大体病理是黏膜、黏膜下层溃烂，深达肌层，使胃壁产生圆形或椭圆形溃疡，深径 5 ~ 10 mm，横径 5 ~ 20 mm，溃疡底可为肉芽组织、纤维结缔组织，溃疡口部主要是炎性水肿。临床主要症状即规律性上腹部饥饿痛。

（二）X 线表现

龛影即溃疡腔被钡剂充填后的直接 X 线征象，正位显示为圆形或椭圆形钡斑，侧位观显示壁龛，据溃疡位于壁内、周围黏膜水肿、肌纤维收缩及瘢痕纤维组织增生等，而形成下述良性溃疡 X 线特征。

（1）壁龛位于腔外：若溃疡位于胃窦前、后壁或伴有胃窦变形，壁龛影的位置往往难以确定，因而这一征象不易判断（图 3-14）。

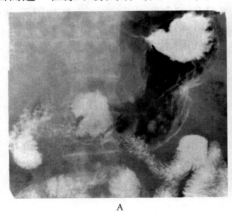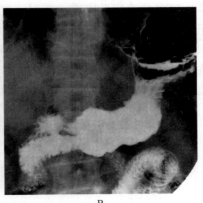

A　　　　　　　　　　　　　　B

图 3-14　胃角溃疡

注　A. 胃角处见小腔外龛影；B. 周围黏膜呈放射状。

（2）Hampton 线：不常见，系残留于溃疡口缘水肿的黏膜形成，犹如溃疡口部一"垫圈"，切线位于龛影口边的上侧或下侧，呈宽 1 ~ 2 mm 的窄透亮线，也可见于整个龛边，使充盈钡浆的壁龛与胃腔分隔开。此征虽较少见，却是良性溃疡的特征。

（3）"狭颈征"和"项圈征"：是 Hampton 线及溃疡口周围肌层中等度水肿而形成。表现为Hampton线的透亮区明显增宽，至 5 ~ 10 mm，位于壁龛上、下侧。轴位相加压时，于龛影周围形成"晕轮状"透亮带。

（4）"环堤影"：系溃疡口部以黏膜层为主的高度炎性水肿。钡餐检查，在适当压迫下取轴位观，呈一环状透亮带，内界较为明确，外界模糊不清，如同"晕轮状"；切线位则表现为一"新月样"透亮带，即溃疡侧边界明确，外界模糊不清。该透亮带无论是轴位还是切线位观，其宽度均匀，边缘较光整，黏膜纹直达环堤影边缘，此为良性"环堤影"特征。

（5）以溃疡为中心、分布均匀的放射状黏膜纹，为溃疡瘢痕组织收缩的表现，系良性溃疡的特征；壁龛旁黏膜纹略增粗或伴有黏膜纹轻度扭曲现象。纠集的黏膜纹大多到达龛边，但部分病例由于溃疡口部严重水肿，靠近壁龛的黏膜纹逐渐消失而显示不清。

另有认为，龛影边缘"点状投影"系钡浆存留于皱襞内所造成，它提示该溃疡周围有黏膜增厚和放射状黏膜皱襞存在，因此是良性溃疡较为特征性的表现。

上述黏膜纹无论其为何种表现，均应有一定的柔软度和可塑性，这一点不可忽视。

（6）新月形壁龛：它的产生是由于溃疡口缘黏膜严重的炎性水肿，并突向溃疡腔内而构成。钡餐造影时壁龛显示如新月形，其凹面指向胃腔，凸面指向胃腔外。

（三）鉴别诊断

溃疡型胃癌：癌肿内的恶性溃疡，大而浅，形态不规则，为"腔内龛影"，周围见高低、宽窄、形态不规则"环堤"，环堤内可见"尖角征"，龛影边缘有"指压"迹，龛影周围纠集的黏膜纹中断、破坏，邻近胃壁僵硬，蠕动消失等。骑跨于胃小弯的溃疡型癌，切线位加压投照时，呈"半月征"图像。这些均与良性溃疡不同，同时，良性溃疡临床上有节律性疼痛症状。

（四）临床评价

关于良性溃疡与溃疡性胃癌的鉴别，主要是依据龛影的大小、形态和周围黏膜等情况。少数情况下慢性胃溃疡和溃疡性胃癌临床上缺乏特异性。X线检查时，对溃疡大小、形态缺乏新的认识，X线诊断有一定难度。"恶性特征"对恶性溃疡诊断意义虽然重要，但并非其独有，有些良性溃疡病变时间很长，瘢痕修复不能填充愈合坏死组织形成的龛影，反而因瘢痕收缩可使胃小弯缩短，形成假"腔内龛影"，且龛影大小可因溃疡周围瘢痕收缩较实际扩大。

（王新安）

第四章

骨与关节疾病的 X 线诊断

第一节　骨与关节创伤

一、骨折

（一）长骨骨折

1. 概述

患者一般均有明显的外伤史，并有局部持续性疼痛、肿胀、功能障碍，有些还可出现肢体局部畸形。骨折是骨或软骨结构发生断裂，骨的连续性中断，骨骺分离也属骨折。骨折后在断端之间及其周围形成血肿，为日后形成骨痂、修复骨折的基础。

2. X 线表现

（1）骨折的基本 X 线表现：骨折的断裂多为不整齐的断面，X 线片上呈不规则的透明线，称为骨折线，于骨皮质显示清楚、整齐，在骨松质则表现为骨小梁中断、扭曲、错位。当中心 X 射线通过骨折断向时，则骨折线显示清楚，否则可显示不清，甚至难于发现。严重骨折常致骨变形。嵌入性或压缩性骨折骨小梁紊乱，甚至局部骨密度增高，因而可能看不到骨折线（图 4-1、图 4-2）。

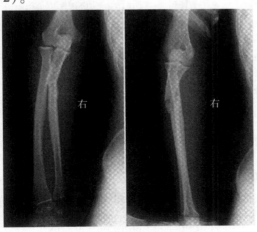

图 4-1　尺骨骨折 X 线表现

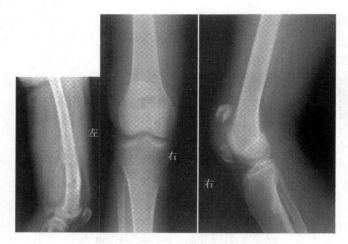

图 4-2　髌骨骨折 X 线表现

（2）常见部位的骨折。

1）Colles 骨折：又称伸展型桡骨远端骨折，为桡骨远端 2～3 cm 以内的横行或粉碎性骨折，骨折远段向背侧移位，断端向掌侧成角畸形，可伴尺骨茎突骨折（图 4-3）。

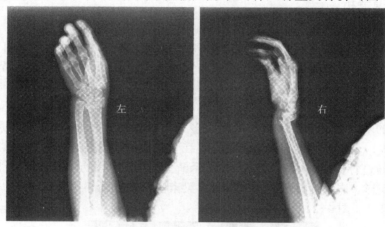

图 4-3　Colles 骨折 X 线表现

2）肱骨外科颈骨折：很常见，约占肩部损伤的 21.83%，指肱骨大结节下部与胸大肌止点上方的骨折，是在肱骨解剖颈下 2～3 cm 的骨折。分为外展型和内收型，外展型较为常见，X 线正位片显示内侧皮质分离，外侧皮质嵌压；内收型则表现为外侧皮质分离，内侧皮质嵌压（图 4-4）。

3）肱骨髁上骨折：多见于儿童。骨折线横过冠突窝和鹰嘴窝，远侧端多向背侧移位（图 4-5）。

4）股骨颈骨折：多见于老年。骨折可发生于股骨头下、中部或基底部。断端常有错位或嵌入。头下骨折在关节囊内，易引起关节囊的损伤，影响关节囊血管对股骨头及颈的血供，使骨折愈合缓慢，甚至发生股骨头缺血性坏死（图 4-6）。

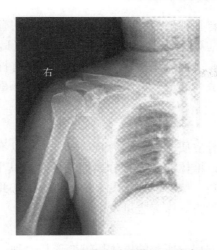

图 4-4　右侧肱骨外科颈骨折 X 线表现

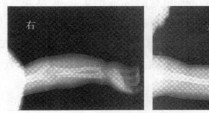

图 4-5　右肘髁上骨折 X 线表现

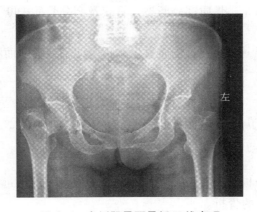

图 4-6　右侧股骨颈骨折 X 线表现

3. 诊断与鉴别诊断

X 射线检查发现骨折线，结合患者的局部外伤史，骨折即可确诊。但仍须注意骨干骨折线应同骨滋养动脉管影区别，干骺端的骨折线须同骺线区别。发现骨折线还应注意邻近有无骨质破坏，以除外病理性骨折的可能。

（二）脊柱骨折

1. 概述

患者多有自高处跌下时足或臀部着地，或由重物落下冲击头肩部的外伤史。由于脊柱受

— 69 —

到突然的纵轴性暴力冲击，脊柱骤然过度前屈，故使受应力的脊椎发生骨折。常见于活动范围较大的脊椎，如颈椎（C_5、C_6）、胸椎（T_{11}、T_{12}）、腰椎（L_1、L_2）等部位，以单个椎体多见。外伤患者出现局部肿胀、疼痛。活动功能障碍，甚至有神经根或脊髓受压等症状。有些还可见脊柱局部轻度后突成角畸形。由于外伤机制和脊柱承重的关系，骨折断端常重叠或嵌入，椎体变扁。

2. X 线表现

椎体压缩呈楔形，前缘骨皮质嵌压。因为断端嵌入，所以不仅不见骨折线，反而可见横形不规则线状致密带。有时，椎体前上方有分离的骨碎片。其上、下椎间隙一般保持正常。严重时，常并发脊椎后突成角、侧移，甚至发生椎体错位。常并发棘间韧带撕裂，使棘突间隙增宽，也可并发棘突撕脱骨折。横突也可发生骨折。

3. 诊断与鉴别诊断

脊柱外伤性骨折应与脊椎病变所致的椎体压缩变形相鉴别，后者常见椎体或附件骨质破坏，波及椎间盘时，可见椎间隙变窄，椎间盘破坏或消失，椎旁可见脓肿或软组织肿块形成等。结合临床病史不难鉴别。脊柱结构比较复杂，且邻近脊髓、神经根，外伤后诊治不当，常引起多种并发症。X 线片由于其前后结构重叠，征象观察受到较大限制。因此，脊椎骨折，特别是爆裂性骨折，在 X 线平片的基础上应进一步行 CT 检查，必要时还须行 MRI 检查。

（三）青枝骨折

1. 概述

青枝骨折多发生在小儿，骨质部分断裂，骨膜及部分骨质未断。

2. X 线表现

常见于四肢长骨骨干，表现为骨皮质发生皱折、凹陷或隆起而不见骨折线，似嫩枝折曲后的表现。

3. 诊断与鉴别诊断

结合病史和影像表现，不难诊断。

（四）骨骺分离

1. 概述

骨骺分离也称骺离骨折，为儿童骨关节损伤最常见的类型，是指骨折线先经过骺板软骨，然后折向干骺而发生的骨折。

2. X 线表现

骨骺与干骺端距离较正常增宽，骺端带有干骺骨折片，骺与干骺骨折片都向一侧移位。

3. 诊断与鉴别诊断

结合病史和影像表现，不难诊断。

二、关节创伤

1. 概述

肌腱与韧带损伤多发生于急性创伤时，如切割伤和撕裂伤，少数也可在劳损的基础上发生变性甚至断裂。韧带肌腱断裂有部分断裂和完全断裂两种类型。部分断裂时，损伤的韧带和肌腱内有出血和水肿与尚未断裂的纤维交织，邻近的组织内也可出现出血和水肿。完全断裂时，可见韧带和肌腱的位置异常和断端及邻近结构的出血和水肿。韧带和肌腱急性损伤后，局部肿胀、疼痛、压痛，甚至出现皮下淤血，相应关节活动受限，完全断裂时，施加外力可出现关节异常活动或关节间隙异常增宽，并可合并肌腱韧带附着处的撕脱骨折。关节附近的韧带损伤常合并有关节腔内出血或积液。

2. X 线表现

（1）肌腱和韧带损伤：X 线平片一般见不到肌腱和韧带损伤的直接征象。

（2）膝关节半月板撕裂：常规 X 线平片无助于半月板撕裂的诊断，膝关节造影（用气体或水溶性有机碘对比剂）对作出诊断有所帮助，但操作较繁杂，且伪影较多，目前临床上已经不开展此项技术。

3. 诊断与鉴别诊断

明确诊断须结合 CT 及 MRI 等其他影像学检查。

（张　美）

第二节　骨与关节感染

一、急性化脓性骨髓炎

（一）概述

急性化脓性骨髓炎的临床表现主要有：①发病急，有高热和明显中毒症状；②患肢活动障碍和深部疼痛；③局部红肿和压痛。血行感染时，细菌栓子经滋养动脉进入骨髓，广泛地侵犯骨髓和骨皮质，常较多停留于干骺端的骨松质部分，使该处明显充血、水肿，大量中性粒细胞浸润，形成局部脓肿。脓肿虽可局限化而成为慢性骨脓肿，但病灶常蔓延发展，侵犯较广区域，甚至涉及多个骨干。

蔓延可向髓腔方向直接延伸，也可由病灶向外扩展，突破干骺端的骨皮质，在骨膜下形成脓肿，再经哈氏管进入骨髓腔。骺软骨对化脓性感染有一定的阻力，故在儿童，除少数病例外，感染一般不能穿过骺软骨而侵入关节。但在成年，因为已无骺软骨，所以感染可侵入关节而引起化脓性关节炎。若干骺端位于关节囊内，则感染可以侵入关节。例如，股骨上端骨髓炎就常累及髋关节。有时骨膜下脓肿也可延伸入关节。

（二）X 线表现

在发病后 2 周内，虽然临床表现明显，但骨可无明显变化。如周围软组织显影良好，则可见一些软组织改变。①肌间隙模糊或消失。②皮下组织与肌间的分界模糊。③皮下脂肪层内出现致密的条纹影，靠近肌肉部分呈纵行排列，靠外侧者则呈网状。变化较为广泛，系软组织充血、水肿所致，虽无特征，但结合病史，对早期诊断有一定意义，应做追踪复查。

发病 2 周后可见骨改变。开始在干骺端骨松质中出现局限性骨质疏松，继而形成多数分散不规则的骨质破坏区，骨小梁模糊、消失，破坏区边缘模糊。以后骨质破坏，向骨干延伸，范围扩大，可达骨干 2/3 或全骨干。小的破坏区融合而成为大的破坏区。骨皮质也遭受破坏。有时可引起病理性骨折。由于骨膜下脓肿的刺激，骨皮质周围出现骨膜增生，故表现为一层密度不高的新生骨与骨干平行，病程越长，则新生骨越明显。新生骨广泛，则形成包壳。骨膜增生一般同骨的病变范围一致。由于骨膜掀起和血栓动脉炎，骨皮质血供发生障碍而出现骨质坏死，沿骨长轴形成长条形死骨，与周围骨质分界清楚，且密度高于周围骨质。

（三）诊断与鉴别诊断

急性化脓性骨髓炎的临床症状独特，X线表现明确，诊断不难。但有时须注意与表现不典型的骨结核或一些骨肿瘤（如骨肉瘤）相鉴别。注意到其急性起病，患肢大范围间断性的骨质破坏和一定程度的骨膜增生，可以区别。

二、慢性化脓性骨髓炎

（一）概述

慢性化脓性骨髓炎是急性化脓性骨髓炎未得到及时而充分治疗的结果。急性期过后，有时临床仍可见排脓瘘管经久不愈或时愈时发，主要是因为脓腔或死骨的存在。因死骨时，积存细菌，抗生素不易渗入其内，阻挠病变愈合，致炎症呈长期慢性病程。

（二）X线表现

X线检查可见到明显的修复，即在骨破坏周围有骨质增生、硬化现象。骨膜的新生骨增厚，并同骨皮质融合，呈分层状，外缘呈花边状。因此，骨干增粗，轮廓不整。骨内膜也增生，使骨密度明显增高，甚至使骨髓腔闭塞。虽然有骨质修复、增生，但由于未痊愈，故仍可见骨质破坏和死骨。因有骨硬化，常需要用过度曝光片或体层摄影才能显示。

慢性骨髓炎痊愈，则骨质破坏与死骨消失，骨质增生、硬化逐渐吸收，骨髓腔沟通。如骨髓腔硬化仍不消失，虽然长期观察认为病变已静止，但当机体抵抗力降低时仍可突然复发。

化脓性骨髓炎的慢性期，有时可具一些特殊的X线表现。

1. 慢性骨脓肿

系慢性局限性骨髓炎。大都限于长骨干骺端骨松质中。以胫骨上、下端和桡骨远端为常见。X线表现为长骨干骺端中心部位的圆形、椭圆形或不规则形骨质破坏区，边缘较整齐，周围绕以骨硬化带。破坏区中很少有死骨，多无骨膜增生，也无软组织肿胀或瘘管。

2. 硬化性骨髓炎

又称Garre骨髓炎，少见，特点为骨质增生、硬化，骨外膜与骨内膜都明显增生。局部密度很高，致使不规则的小破坏区不能被发现。骨皮质增厚。骨髓腔变窄，骨干增粗，边缘不整。

（三）诊断与鉴别诊断

慢性化脓性骨髓炎的特点为残存的骨破坏、大量的骨质增生和可有死骨形成，识别不难。但由于抗生素的广泛应用，细菌毒力较低或耐药菌株的增加，故典型、严重、长期不愈的慢性骨髓炎已很少见。相反，却常有多种不典型的X线表现。如感染仅限于骨膜下，则表现为骨膜增生，而无明显破坏，少数病例甚至似恶性骨肿瘤或其他骨疾病，应注意分析和鉴别。

三、化脓性关节炎

（一）概述

致病菌进入关节首先引起滑膜充血、水肿、白细胞浸润和关节内浆液渗出。继而，滑膜坏死，关节腔内为脓性渗液。白细胞分解，释放出大量蛋白酶，它能溶解软骨和软骨下骨质。愈合期，关节腔形成肉芽组织，最后发生纤维化或骨化，使关节形成纤维化强直或骨性强直。

化脓性关节炎临床表现主要为关节肿胀，周围软组织出现红、肿、热、痛等急性炎症表现，关节活动受限，也可出现感染的全身中毒症状。

（二）X 线表现

关节积液表现为关节囊增大，密度增高，并推挤周围脂肪垫移位；关节间隙因积液而增宽。局部骨质疏松。随后，关节间隙变窄，软骨下骨质破坏，最初表现为小透亮区，以持重面为重，以后破坏逐渐扩大。可出现大块骨折死骨。儿童还可引起骨骺分离。晚期多出现骨性强直，周围软组织也可发生钙化。

（三）诊断与鉴别诊断

本病主要依靠临床表现、影像学表现进行诊断。关节内抽出的脓性液体经镜检及细菌培养可确立诊断。应与关节结核相鉴别，后者病程长，无急性症状及体征，关节边缘性侵蚀、破坏和骨质疏松为其特征，晚期可出现纤维性强直，很少出现骨性强直。类风湿性关节炎因其多关节侵袭发病容易与本病鉴别。

四、骨结核

（一）概述

骨结核是以骨质破坏和骨质疏松为主的慢性病。多发生于儿童和青年。系继发性结核病，原发病灶主要在肺部。结核分枝杆菌经血行到骨，停留在血管丰富的骨松质内，如椎体和干骺端或关节滑膜而发病。骨结核为一种进展比较缓慢的骨感染，好侵犯邻近软骨（骺软骨、关节软骨）。以相对比较局限的骨质破坏、患肢持续性骨质疏松为其特征，部分病变可合并冷性脓肿形成。

临床上无急性发病历史，经过缓慢。多为单发。局部可有肿、痛和功能障碍。还可有血红细胞沉降率增快等表现。病变的病理成分可分为：渗出性病变为主型，以大量巨噬细胞或中性粒细胞为主要表现；增殖性病变为主型，以形成多个结核结节为特征；干酪样坏死为主型，则可见大片组织坏死，常伴有不同程度的钙化。不同的病理表现与临床症状和 X 线表现有一定的关系。

（二）X 线表现

1. 长骨结核

干骺端是结核在长骨中的好发部位。干骺端结核病灶内干酪坏死物可形成脓肿。X 线片可见骨松质中出现一局限性类圆形、边缘较清楚的骨质破坏区，邻近无明显骨质增生现象。骨膜反应少见，即使有也较轻微，这与化脓性骨髓炎显然不同。在骨质破坏区有时可见碎屑状死骨，密度不高，边缘模糊，称为"泥沙状"死骨，也和化脓性骨髓炎明显不同。病变早期，患骨即可见骨质疏松现象。病变发展易破坏骺而侵入关节，形成关节结核。干骺端结核很少向骨干发展，但病灶可破坏骨皮质和骨膜，穿破软组织而形成瘘管，并可引起继发感染，此时则可出现骨质增生和骨膜增生。

骨干结核少见，可发生于短骨或长骨。侵犯短骨的多发于 5 岁以下儿童的掌骨、跖骨、指（趾）骨，常为多发。初期改变为骨质疏松，继而在骨内形成囊性破坏，骨皮质变薄，骨干膨胀，故又有骨囊样结核和"骨气鼓"之称。

2. 关节结核

多见于少年和儿童，大多累及一个持重的大关节，以髋关节和膝关节为常见，根据发病部位可分为骨型和滑膜型关节结核。早期滑膜病变以渗出性为主，滑膜明显肿胀、充血，表面常有纤维素性炎症渗出物或干酪样坏死物所覆盖。晚期由于纤维组织增生而致滑膜增厚。关节间隙变窄出现较晚，而且多不对称。骨型关节结核以髋、肘关节常见，在骨骺与干骺结核的基础上，又出现关节周围软组织肿胀、关节骨质破坏及关节间隙不对称狭窄等。滑膜型关节结核较常见，膝和踝关节多为此型，早期因关节囊增厚、滑膜充血、水肿及关节内稀薄脓液，X 线表现为关节囊和关节软组织肿胀、膨隆，密度增高，软组织层次模糊，关节间隙正常或稍增宽，相邻关节骨质疏松。侵犯骨和关节面时，首先在关节非承重面，即骨端的边缘部分出现虫蚀状或鼠咬状骨质破坏，边缘模糊，且关节上、下边缘多对称受累，破坏范围扩大，可呈现圆形或类圆形骨质缺损。在膝关节时，有时关节的边缘出现大块的死骨，多呈现三角形，其底朝向关节面，可同时出现在关节的对面，即"吻形死骨"。骨端骨质疏松明显，关节周围软组织常因干酪化而形成冷脓肿。

3. 脊椎结核

脊椎结核以腰椎多见。病变好累及相邻的两个椎体，附件较少受累。椎体结核主要引起骨松质的破坏。由于骨质破坏和脊柱承重的关系，椎体塌陷、变扁或呈楔形。病变开始多累及椎体的上、下缘及邻近软骨板，故较早就引起软骨板破坏，而侵入椎间盘，使椎间隙变窄，甚至消失，和椎体互相嵌入、融合而难以分辨。受累的脊柱节段常出现后突变形。病变在破坏骨质时，可产生大量干酪样物质流入脊柱周围软组织中而形成冷性脓肿。腰椎结核干酪样物质沿一侧或两侧腰大肌流注，称为腰大肌脓肿，表现为腰大肌轮廓不清或呈弧形突出。胸椎结核的脓肿在胸椎两旁，形成椎旁脓肿，表现为局限性梭形软组织肿胀，边缘清楚。在颈椎，则使咽后壁软组织增厚，并呈弧形前突，侧位上易于观察。时间较长的冷性脓肿可有不规则形钙化。

（三）诊断与鉴别诊断

长骨干骺端结核应与慢性骨脓肿相鉴别，前者破坏区常跨越骨髓线侵犯骨髓，边界模糊，周围无骨质增生硬化，患肢有骨质疏松等，可资鉴别。

关节结核须与化脓性关节炎和类风湿性关节炎相鉴别。化脓性关节炎关节软骨较早破坏而出现关节间隙狭窄，常为匀称性狭窄，骨破坏发生在承重面，骨破坏同时多伴有增生、硬化，骨质疏松不明显，最后多形成骨性强直；而类风湿性关节炎的骨破坏亦从关节边缘开始，骨质疏松明显，与结核相似，但常对称性侵及多个关节，关节间隙变窄出现较早且匀称性狭窄，然后再侵及骨性关节面。

脊椎结核有时须与椎体压缩性骨折相鉴别。前者的主要 X 线表现是椎体骨质破坏、变形，椎间隙变窄或消失和冷性脓肿的出现；后者有明确的外伤史，椎体仅表现压缩、楔状变形，无骨质破坏，早期椎间隙不变窄，区别不难。

（刘　群）

第三节　骨肿瘤及肿瘤样病变

一、骨瘤

（一）概述

致密型骨瘤主要由成熟的板层骨构成，疏松型骨瘤由成熟的板层骨和编织骨构成。髓内骨瘤周围不见骨质破坏，而由正常的骨小梁包绕。较小的可无症状，较大者随部位不同可引起相应的压迫症状。

（二）X 线表现

骨瘤好发于颅骨，其次为颌骨，多见于颅骨外板和鼻旁窦壁。也可见于软骨内成骨，如股骨、胫骨和手足骨等。

1. 颅面骨骨瘤

一般为单发，可分为两型。①致密型：大多突出于骨表面，变为半球状、分叶状、边缘光滑的高密度影，内部骨质均匀密实，基底与颅外板或骨皮质相连。②疏松型：比较少见，密度似板障或呈毛玻璃样改变。骨瘤突起时，其表面的软组织也随之凸起，但不受侵蚀，不增厚。

2. 鼻旁窦骨瘤

常见于额窦，其次为上颌窦及筛窦，位于鼻旁窦的骨瘤多为致密型，有蒂，常呈分叶状突出于鼻旁窦腔内，并可由一窦向其他窦腔生长。

3. 四肢骨骨瘤

多为致密型，突出于骨表面，基底部与骨皮质外表面相连。

（三）诊断与鉴别诊断

骨瘤经 X 线检查都可以诊断，须与骨岛、骨软骨瘤、骨旁骨肉瘤相鉴别。

二、骨样骨瘤

（一）概述

骨样骨瘤本身称为瘤巢，由新生骨样组织所构成，呈放射网状排列，并伴有不同程度的钙化。新生的骨质不会变成成熟的板层骨，为与骨瘤不同的形态特点。

本病多见于 30 岁以下的青少年，起病缓慢，症状多以患部疼痛为主，夜间加重。疼痛可发生于 X 线征象出现之前。服用水杨酸类药物可缓解疼痛，为本病的特点。

（二）X 线表现

任何骨都可发病，以胫骨和股骨多见。肿瘤多发生于长管状骨骨干，病变表现为瘤巢所在部位的骨破坏和周围不同程度的反应性骨硬化，骨质破坏区直径一般小于 1.5 cm，常可见瘤巢内的钙化或骨化影。

（三）诊断与鉴别诊断

依据典型 X 线表现确立诊断往往不难，对于瘤巢较小或者 X 线平片不能显示瘤巢者，以及解剖结构复杂的部位的病灶，CT 检查会有所帮助。

骨样骨瘤须与以下疾病相鉴别：①应力性骨折，当骨折处骨质增生和骨膜反应明显时，可类似骨样骨瘤，但应力性骨折有较长期的劳损史，有特定的好发部位；②慢性骨脓肿，多见于干骺端，可有反复发生的炎性症状。

三、成骨细胞瘤

（一）概述

成骨细胞瘤男性多于女性，男女比例约为 2 : 1。大多数在 30 岁以下发病。常见症状为局部疼痛不适。服用水杨酸类药物无效和无明显夜间疼痛是与骨样骨瘤的不同点。肿瘤境界清楚，镜下见多量成骨细胞增生形成骨样组织和编织骨为其特征。

（二）X 线表现

好发于脊椎，且多发于附件；其次是长管状骨，多见于骨干和干骺端，也可见于扁平骨。肿瘤大小不等，表现为类圆形膨胀性骨质破坏，边界清晰，可有少量骨膜反应。早期病灶内可无或有密度不一的斑点状、条索状钙化和骨化影。

（三）诊断与鉴别诊断

成骨细胞瘤的 X 线表现差别较大，有时作出确定的诊断较困难。应注意与恶性肿瘤相鉴别。

四、骨肉瘤

（一）概述

骨肉瘤是起源于骨间叶组织、以瘤细胞能直接形成骨样组织或骨质为特征的最常见的原发性恶性骨肿瘤。

骨肉瘤多见于青少年，11～20 岁可占 47.5%，男性较多。好发于股骨下端、胫骨上端和肱骨上端。干骺端为好发部位。主要临床表现是局部进行性疼痛、肿胀和功能障碍。局部皮温常较高，并有浅静脉怒张。病变进展迅速，可发生早期远处转移，预后较差。实验室检查血中碱性磷酸酶常增高。

肿瘤的外观表现不一，切面上瘤组织为灰红色，黄白色处提示为瘤骨形成，半透明区为软骨成分，暗红色为出血区，构成肉眼可见的多彩状特点。生长在长骨干骺端的骨肉瘤开始在骨髓腔内产生不同程度、不规则的骨破坏和增生。病变向骨干一侧发展而侵蚀骨皮质，侵入骨膜下则出现平行、层状骨膜增生，肿瘤可侵及和破坏骨膜新生骨，当侵入周围软组织时，则形成肿块，其中可见多少不等的肿瘤新生骨。镜下肿瘤是由明显间变的瘤细胞、肿瘤性骨样组织及骨组织组成，有时也可见数量不等的瘤软骨。

（二）X 线表现

其 X 线表现主要为骨髓腔内不规则骨破坏和骨增生，骨皮质的破坏，不同形式的骨膜增生及骨膜新生骨的再破坏，软组织肿块和其中的肿瘤骨形成等。在众多的征象中，确认肿瘤骨的存在是诊断骨肉瘤的重要依据。肿瘤骨一般表现为云絮状、针状和斑块状致密影，认真观察不难识别。

肿瘤大致可分为成骨型、溶骨型和混合型。以混合型多见。

1. 成骨型骨肉瘤

以瘤骨形成为主，为均匀骨化影，呈斑片状，范围较广，明显时可呈大片致密影，称为"象牙质变"。早期骨皮质完整，以后也被破坏。骨膜增生较明显。软组织肿块中多有肿瘤骨生成。肿瘤骨 X 线所见无骨小梁结构。肺转移灶密度多较高。

2. 溶骨型骨肉瘤

以骨质破坏为主，很少或没有骨质增生。破坏多偏于一侧，呈不规则斑片状或大片溶骨性骨质破坏，边界不清。骨皮质受侵较早，呈虫蚀状破坏甚至消失，范围较广。骨膜增生易被肿瘤破坏，而于边缘部分残留，形成骨膜三角。软组织肿块中大多无新骨生成。广泛性溶骨性破坏，易引起病理性骨折。

3. 混合型骨肉瘤

成骨与溶骨的程度大致相同，于溶骨性破坏区和软组织肿块中可见较多的肿瘤骨，密度不均匀，形态不一。肿瘤周围常见程度不等的骨膜增生。

（三）诊断与鉴别诊断

骨肉瘤应注意与化脓性骨髓炎相鉴别。前者一般无急性发病，病变相对比较局限，无向全骨广泛蔓延的倾向；病区不但可有骨膜增生，且常见数量不等的瘤骨；可穿破骨皮质侵犯软组织，形成软组织肿块，可与后者鉴别。

骨肉瘤具有明确的好发年龄和侵犯部位，影像学表现也具有特征性。表现典型的骨肉瘤 X 线平片即可确诊，但它无法判断骨髓受侵犯的程度，更不能检出骨髓内的跳跃性子灶，对准确判定软组织受侵犯的范围也有较大的限度。

五、骨软骨瘤

（一）概述

骨软骨瘤好发于 10～30 岁，男性多于女性，又称软骨性外生骨疣，是指在骨的表面覆以软骨帽的骨性突起物。肿瘤早期一般无症状，增大时，可有轻度压痛和局部畸形，近关节的可引起活动障碍，或可压迫邻近的神经而引起相应的症状。肿瘤由骨性基底、软骨帽和纤维包膜 3 个部分构成。

（二）X 线表现

骨软骨瘤可发生于任何软骨内化骨的骨，长骨干骺端是其好发部位，以股骨下端和胫骨上端最常见，X 线片上肿瘤包括骨性基底和软骨帽两部分。前者为母骨骨皮质向外延伸、突出的骨性赘生物，发生于长骨者多背离关节生长，其内可见骨小梁，且与母骨的小梁相连续。基底部顶端略为膨大，或呈菜花状，或呈丘状隆起，软骨帽在 X 线片上不显影。

（三）诊断与鉴别诊断

长管状骨干骺端的带蒂或宽基底、远离关节生长、内有与起源骨相延续的皮质和小梁结构的突起是骨软骨瘤的典型 X 线征象，据此可以作出明确诊断。

骨软骨瘤须与以下疾患相鉴别：①骨旁骨瘤，肿瘤来自骨皮质表面，也不与母体骨相连；②表面骨肉瘤；③皮质旁软骨瘤和皮质软骨肉瘤。

六、软骨瘤

（一）概述

软骨瘤由软骨细胞和软骨基质构成。软骨细胞较少，细胞和胞核均较小，一般为单核，双核极其少见，多直接分裂，为本病组织学的特征性表现。

内生软骨瘤多发生于 11～30 岁，较多见于男性。多见于手足短管状骨，主要症状是轻微疼痛和压痛，位于表浅者见局部肿块。患部运动可有轻度受限，可合并病理性骨折。若肿瘤生长迅速，疼痛加剧，常提示恶变。

（二）X 线表现

病变常开始于干骺端，随骨生长而渐移向骨干。病变位于骨干者多为中心性生长，位于干骺端者多呈偏心性生长。内生软骨瘤位于髓腔内，表现为边界清楚的类圆形骨质破坏区，多有硬化缘与正常骨质相隔。病变邻近的骨皮质变薄或偏心性膨出，其内缘因骨脊而凹凸不平。

（三）诊断与鉴别诊断

手足短管状骨发生边界清楚，髓腔内膨胀性骨质破坏，内见钙化，病灶侵蚀骨皮质内面，边缘呈花边是内生软骨瘤典型的 X 线征象。

软骨瘤还须与以下疾患相鉴别：①骨囊肿，骨破坏区内无钙化影；②骨巨细胞瘤；③上皮样囊肿等。

七、软骨肉瘤

（一）概述

软骨肉瘤多见于男性，发病年龄较广，发病部位以股骨和胫骨最为多见，主要症状是疼痛和肿胀，并可形成质地较坚硬的肿块，分化较好的肿瘤为蓝白色，半透明，略带光泽，呈分叶状。

（二）X 线表现

中心型软骨肉瘤在骨内呈溶骨性破坏，破坏区边界多不清楚，邻近骨皮质可有不同程度的膨胀、变薄，骨皮质或骨性包壳可被破坏而形成大小不等的软组织肿块。其内可见分布不均钙化影，钙化影具有确定其为软骨来源的定性价值。

（三）诊断与鉴别诊断

单凭 X 线表现诊断软骨肉瘤存在一定困难，长管状骨骨内骨质破坏区伴钙化，边缘分叶状，骨内面侵蚀及骨膜反应都提示病灶来自软骨，最常见病变即为软骨肉瘤，须与骨肉瘤和软骨瘤相鉴别。

八、尤因肉瘤

（一）概述

尤因肉瘤约占骨恶性肿瘤的 5%，好发年龄为 5～15 岁，5 岁以前和 30 岁以后极少发生。20 岁以前好发于长骨骨干和干骺端，以股骨、胫骨、肱骨和腓骨等多见，局部症状以疼痛为主，局部肿块有时早于骨骼改变出现。

（二）X 线表现

病变区呈弥漫性骨质疏松，斑点状骨质破坏，边界不清，周围骨皮质呈筛孔样缺损，骨膜反应可呈葱皮样，可被破坏形成骨膜三角。

（三）诊断与鉴别诊断

本病须与急性骨髓炎相鉴别，骨髓炎常有弥漫性软组织肿胀，而尤因肉瘤为局限性肿块。

九、骨髓瘤

（一）概述

骨髓瘤老幼均可发病，多见于男性，40 岁以上多见，好发于富含红骨髓的部位，如颅骨、肋骨、骨盆、胸骨等。骨骼系统表现为全身性骨骼疼痛、软组织肿块及病理性骨折，神经系统表现为多发性神经炎，还可表现为反复感染、贫血和紫癜。骨髓涂片可找到骨髓瘤细胞。

（二）X 线表现

主要表现有：广泛性骨质疏松，以脊椎和肋骨明显；多发性骨质破坏，多见于颅骨、脊椎和骨盆等，以颅骨最多见和典型，骨质破坏区可相互融合，也可见骨质硬化和软组织肿块。

（三）诊断与鉴别诊断

尽管骨髓瘤影像学表现在骨髓病变中较有特征性，但确诊仍须做骨髓穿刺活检。本病须与骨质疏松和骨转移瘤相鉴别。

十、转移性骨肿瘤

（一）概述

转移性骨肿瘤是恶性骨肿瘤中最常见者，主要是经血流从远处骨外原发肿瘤如癌、肉瘤转移而来。

转移性骨肿瘤常发生在中年以后。原发肿瘤多为乳腺癌、肺癌、甲状腺癌、前列腺癌、肾癌、鼻咽癌等。恶性骨肿瘤很少向骨转移，但尤因肉瘤、骨肉瘤和骨恶性淋巴瘤例外。转移瘤常多发，多见于胸椎、腰椎、肋骨和股骨上段，其次为颅骨和肱骨。膝关节和肘关节以下骨骼很少被累及。主要临床表现为进行性骨痛、病理性骨折和截瘫。转移瘤引起广泛性骨质破坏时，血清碱性磷酸酶可增高，这有助于同多发性骨髓瘤相鉴别，后者正常。此外，还有血钙增高。转移瘤的瘤结节多见于髓内，可引起溶骨性破坏，有的可伴有反应性骨质增生。切面见瘤组织多呈灰白色，常伴出血、坏死。

（二）X 线表现

血行性骨转移瘤的 X 线表现可分为溶骨型、成骨型和混合型，以溶骨型常见。

1. 溶骨型转移瘤

多在骨干或邻近的干骺端，表现为骨松质中多发或单发小的虫蚀状骨质破坏。病变发展，破坏融合扩大，形成大片溶骨性骨质破坏区，骨皮质也被破坏，但一般无骨膜增生。常并发病理性骨折。

2. 成骨型转移瘤

少见，多系生长较缓慢的肿瘤引起，见于前列腺癌、乳腺癌、肺癌或膀胱癌的转移。

3. 混合型转移瘤

兼有溶骨型和成骨型的骨质改变。

（三）诊断与鉴别诊断

转移性骨肿瘤主要好发于中老年人、红骨髓相对集中的中轴区域骨，骨转移瘤须与多发性骨髓瘤相鉴别。骨转移瘤大小不一，边缘模糊，常不伴有明显的骨质疏松，病灶间的骨质密度正常。而多发性骨髓瘤的病灶大小多较一致，呈穿凿样骨质破坏，常伴有明显的骨质疏松。而且该类患者血清球蛋白增高，骨髓穿刺涂片浆细胞增多。可找到骨髓瘤细胞，尿中可出现本周蛋白。

十一、骨巨细胞瘤

（一）概述

骨巨细胞瘤是起源于松质骨的溶骨性肿瘤。由于肿瘤的主要组成细胞之一类似破骨细胞，故又称为破骨细胞瘤。

骨巨细胞瘤以 20 ~ 40 岁为常见，约占 65%。好发于骨骺板已闭合的四肢长骨骨端，以股骨下端、胫骨上端和桡骨下端为常见。主要临床表现为局部疼痛、肿胀和压痛。较大肿瘤可有局部皮肤发热和静脉曲张。部分肿瘤压之可有似捏乒乓球样的感觉。肿瘤质软而脆，似肉芽组织，富含血管，易出血。良性者邻近肿瘤的骨皮质变薄、膨胀，形成菲薄骨壳，生长活跃者可穿破骨壳，长入软组织中。

（二）X 线表现

长骨巨细胞瘤的 X 线表现多较典型，常侵犯骨端，病变直达骨性关节面下。多数为偏侧性破坏，边界清楚。瘤区 X 线表现可有两种类型，较多的病例破坏区内可有数量不等、比较纤细的骨嵴，X 线上可见似有分隔，成为大小不一的小房征，称为分房型。少数病例破坏区内无骨嵴，表现为单一的骨质破坏，称为溶骨型。病变局部骨骼常呈偏侧性膨大，骨皮质变薄，肿瘤明显膨胀时，周围只留一薄层骨性包壳。肿瘤内无钙化或骨化影，邻近无反应性骨增生，边缘也无骨硬化带，如不并发骨折，也不出现骨膜增生。破坏区骨性包壳不完全，并于周围软组织中出现肿块者表示肿瘤生长活跃。肿瘤边缘出现筛孔状或虫蚀状骨破坏，骨嵴残缺紊乱，侵犯软组织出现明确肿块者，则提示为恶性骨巨细胞瘤。

（三）诊断与鉴别诊断

良性骨巨细胞瘤应与骨囊肿等相鉴别，恶性骨巨细胞瘤应与骨肉瘤相鉴别。骨巨细胞瘤以它相对较高的发病年龄、骨端的发病部位和膨胀性骨破坏为其特征。

十二、脊索瘤

（一）概述

脊索瘤为来自骨内残留的迷走脊索组织的恶性肿瘤，较少见。肿瘤大小不一，呈灰色或蓝白色，半透明，有光泽。

脊索瘤以男性多见，可发生于任何年龄，骶尾部发病最多，其生长缓慢，主要症状为患部持续性隐痛。病变位于骶尾部者，常可见骶部包块，肿瘤可压迫直肠、膀胱或相应的神经，引起二便困难或失禁。枕部可产生头痛和脑神经压迫症状。

（二）X 线表现

在正位片上肿瘤常表现为囊性膨胀性骨破坏，有完整或不完整的骨壳，在骨质破坏区内见散在分布的斑片状钙化影，肿瘤与正常骨分界不清。

（三）诊断与鉴别诊断

一般须与巨细胞瘤等相鉴别。骨巨细胞瘤多呈膨胀性生长，骨质破坏不明显，其内多有骨嵴。

十三、骨囊肿

（一）概述

骨囊肿好发于青少年，多发生于长骨干骺端，尤以股骨及肱骨上段更为多见。一般无症状，多因发生病理性骨折而被发现。大体所见为一骨内囊腔。囊内含棕色液体，外被一层纤维包膜，在骨松质内包膜周围为边缘整齐的薄层骨壁。囊壁包膜可见厚薄不一的纤维组织及丰富的毛细血管，还可见散在的多核巨细胞。

（二）X 线表现

骨囊肿的 X 线表现为卵圆形或圆形、边界清楚的透明区，有时呈多囊状，但病变内无骨隔，只有横行的骨嵴。囊肿沿长骨纵轴发展，有时呈膨胀性破坏，骨皮质变为薄层骨壳，边缘规则，无骨膜增生。

（三）诊断与鉴别诊断

骨囊肿应与骨巨细胞瘤相鉴别，前者发病年龄较轻，一般无临床症状，有较明确的好发部位，病变侵犯干骺端，都与骨巨细胞瘤不同。

十四、骨化性纤维瘤

（一）概述

骨化性纤维瘤好发于 20~30 岁，女性多见。多累及颌骨和颅骨。少数见于长骨，主要为胫骨，多在儿童期发病。一般肿瘤生长缓慢，病程较长，症状轻微。通常病变表现为与骨相连的硬性肿块，表皮正常。发生于颅骨者，可有面部畸形，表现为患部弥漫性肿大高起。

（二）X 线表现

大多表现为类圆形或不规则的透亮区，多有硬化边缘，但无骨膜反应。病变若以骨组织为主，常表现密度增高影，有的甚至为一致密骨影，边缘清楚，呈分叶状，若以纤维组织为主，则多为单房或多房状透亮区，并呈膨胀生长，边界较模糊，其中可有密集或散在的骨化或钙化斑点。

（三）诊断与鉴别诊断

本病主要应与颅面骨的骨纤维异常增殖症相鉴别，后者在颅面骨多属硬化型，病变范围广泛。在浓密的骨质硬化中，可有密度减低区，而骨化性纤维瘤系在密度减低区中有散在的骨化斑，两者表现不同。

十五、非骨化性纤维瘤

（一）概述

非骨化性纤维瘤为骨结缔组织源性的良性肿瘤，无成骨活动。青少年好发，多位于四肢长骨距骺板 3~4 cm 的干骺部，尤以胫骨、股骨和腓骨多见。一般将小而无症状并仅有骨皮质的病变称为纤维性骨皮质缺损。病灶大、有症状、病变膨隆并有骨髓腔侵犯者，称为非骨化性纤维瘤。本病多单发，肿瘤由坚韧的结缔组织构成，界限清楚，周围有骨硬化。骨皮质可受侵变薄，无骨膜反应。

（二）X 线表现

分为皮质型和髓腔型。皮质型呈单房或多房的透光区，长轴多平行于骨干；边缘有硬化，以髓腔侧明显；皮质膨胀变薄或中断，无骨膜反应及软组织肿块。髓腔型多位于长骨干骺部或骨端，在骨内呈中心性扩张的单或多囊状透光区，侵犯骨横径的大部或全部。密度均匀，有硬化边。少数病灶可自愈。

（三）诊断与鉴别诊断

1. 骨样骨瘤

多发生于骨皮质内，瘤巢较小，瘤巢周围有明显的反应性骨质增生和骨膜反应。局部常有疼痛。

2. 骨巨细胞瘤

多位于骨端，有横向膨胀的倾向，多呈分房状、膨胀性骨质破坏，相邻骨质一般无硬化。

3. 纤维性骨皮质缺损

好发于 6~15 岁，有家族发病倾向。病变常多发、对称，呈囊状或片状皮质缺损区，无膨胀性骨壳。

十六、动脉瘤样骨囊肿

（一）概述

动脉瘤样骨囊肿临床症状一般较轻，主要为局部肿胀、疼痛，呈隐匿性发病，侵犯脊椎可引起相应部位疼痛，压迫神经可引起神经压迫症状。

发病机制可能是骨内动、静脉异常交通而使局部血液发生动力学改变，导致静脉压持续性增高、血管床扩张，而使受累部骨质被吸收，并发生反应性修复。囊肿由一层薄壁、囊状骨壳组成，外覆盖骨膜。病灶主要由大小不等的海绵状血池组成，其中充满可流动的暗红色血液。

（二）X 线表现

好发于长骨干骺端，呈膨胀的囊状透亮区，外侧为由骨膜形成的薄骨壳，囊内有或粗或细的骨小梁状分隔或骨嵴，使病变呈皂泡样外观。病变可横向发展，也可沿骨的长轴生长。

（三）诊断与鉴别诊断

骨巨细胞瘤：多位于干骺愈合后的骨端，与正常骨交界处多无骨质增生、硬化，病灶内无钙化或骨化。

十七、骨纤维异常增殖症

（一）概述

骨纤维异常增殖症即骨纤维性结构不良，是以纤维组织大量增殖，代替了正常骨组织为特征的骨疾病，可单骨、多骨、单肢多发。该病好发于 11～30 岁，男性多见。病变进程缓慢，可达数十年不等。成年后进展更缓慢或基本稳定。早期无明显症状，发病越早，其后症状越明显，可引起肢体的延长或缩短。侵犯颅面骨表现为头颅或颜面不对称及突眼等。

（二）X 线表现

四肢躯干骨以股骨、胫骨、肋骨和肱骨常见。颅面骨以下颌骨、颞骨和枕骨多见。长骨病变多始于干骺或骨干，并逐渐向远端扩展。常有囊状膨胀性改变、毛玻璃样改变、丝瓜瓤和地图状改变，或数种并存，或单独存在。颅骨病变主要表现为内外板和板障的骨质膨大、增厚或囊状改变，最常见的为颅面骨不对称增大，呈极高密度影。

（三）诊断与鉴别诊断

临床上主要依靠 X 线平片诊断。活检或术后病理为确诊依据。须与 Paget 病、内生软骨瘤及非骨化性纤维瘤等鉴别。

十八、畸形性骨炎

（一）概述

畸形性骨炎是局限性骨重建异常的疾病，其病因尚未完全阐明，认为主要是病毒感染和遗传因素。

易感基因定位于染色体 18q21－22，其确切发病机制还不清楚，可能由于基因突变或受损后，增加破骨细胞和其前体对麻疹病毒或亚黏液病毒等的易感性而致病。

（二）X 线表现

早期以吸收为主，典型表现为局限性骨质疏松。在颅骨首先是外板破坏而内板仍保持完整。长管状骨除骨小梁减少外还可见骨皮质变薄。病变与正常皮质骨分界处可见到"V"形分界线。其边缘清晰、锐利。在椎体则表现为病理性骨折。病程晚期，骨骼发现硬化并增大，当颅骨外板尚有溶骨表现时内板即已发生硬化。随着病变的发展，外板逐步增厚，最后内、外界限完全消失，颅骨常因此增厚数倍。长管状骨则可见骨皮质增厚，骨小梁粗乱，并可发生弯曲、变形，不完全横形骨折及病理性骨折。骨盆窄小，髋关节间隙变窄，严重者股骨头可凸入骨盆腔内，而脊柱椎体则明显增大，后部结构亦增生、硬化，增厚至正常的 2～3 倍，但椎间隙多保持正常。

（三）诊断与鉴别诊断

本病的并发症关节炎须与骨盆和下肢畸形所继发的退行性关节炎相鉴别。此外，本病还须与骨纤维结构不良相鉴别。后者多发于青少年。以骨病损、疼痛、功能障碍及弓形畸形为症状。常伴有腰、臀部、大腿皮肤色素沉着；X线图像显示发病在长骨者常发生在干骺端。病变髓腔呈膨胀形溶骨改变。骨皮质变薄，厚薄不一，病变界线清楚，无骨膜反应。

（岳忠鑫）

第四节　慢性骨关节病

一、退行性骨关节病

（一）概述

退行性骨关节病又称骨性关节炎、增生性或肥大性关节炎，是一种由于关节软骨退行性改变所引起的慢性骨关节病，而不是真正的炎性病变。

退行性骨关节病分原发性与继发性两种。前者是原因不明的关节软骨退行性变所致，多见于40岁以上的成年。承重关节如髋、脊柱和膝等关节易受累。后者则是继发于炎症或外伤，任何年龄、任何关节均可发病。常见症状是局部疼痛，运动受限，关节变形，但无肿胀和周身症状。症状轻重与关节变化程度并不平行。

病变主要是关节软骨退行性变，软骨表面不光滑、变薄，且可碎裂，游离于关节腔内，承重部分可完全消失，使关节面骨皮质暴露。骨皮质硬化，于边缘形成骨赘。

（二）X线表现

四肢关节如髋与膝关节退行性骨关节病的X线表现：关节间隙变窄，关节面变平，边缘锐利或有骨赘突出，软骨下骨质致密，关节面下方骨内出现圆形或不规整形透明区。晚期除上述表现加重外，还可见关节半脱位和关节内游离体，可造成关节强直。在指间关节多先累及远侧关节，关节间隙可消失，并有骨小梁通过，造成关节强直。

（三）诊断与鉴别诊断

退行性骨关节病多见于中老年人，慢性进展。X线检查主要表现为关节间隙变窄，关节面骨质增生、硬化并形成骨赘，可有关节游离体形成，须与继发性的骨关节病相鉴别。

二、椎间盘突出

（一）概述

椎间盘突出多发生于青壮年，男性多见，常有外伤或反复慢性损伤史。可发生在颈椎、胸椎与腰椎，以下段腰椎最常见。发病时，局部疼痛并产生神经根受压症状，可有放射性痛。

（二）X线表现

X线表现：①椎间隙均匀或不对称性狭窄，特别是后宽前窄；②椎体边缘，尤其是后缘出现骨赘，系因椎间盘退行性变所致，髓核向椎体脱出，称为施莫尔结节，可于椎体上或下面显示一圆形或半圆形凹陷区，其边缘有硬化线，可对称见于相邻两个椎体的上下面，并累及几个椎体，常见于胸椎，临床上多无症状。

（三）诊断与鉴别诊断

椎间盘突出症多有典型的临床表现，X线检查显示较明显的椎间隙变窄，诊断多可成立。不典型的须与以下病变相鉴别：①硬膜外瘢痕，有手术史，位于硬膜囊和手术部位之间；②肿瘤，椎管内硬膜外肿瘤如神经纤维瘤、淋巴瘤、转移瘤等可形成类似椎间盘突出样肿块，但其密度较突出的椎间盘低，往往合并有椎骨的破坏和（或）椎间孔扩大；③椎间盘炎及骨髓炎，常伴有骨破坏和骨增生、硬化。

三、脊柱退行性变

（一）概述

病理上脊椎退行性变包括椎间盘、椎间关节和韧带的退行性变。其中椎间盘退行性变包括纤维环退变、软骨终板退行性变。椎间关节退行性变主要指椎间盘退行性变以后导致的椎间关节异常活动和失稳所致。韧带退行性变指前纵韧带、后纵韧带和黄韧带的钙化和骨化等。临床表现一般无明显症状，或只有颈、腰背部的僵硬或疼痛。

（二）X 线表现

脊柱生理曲度消失，椎间隙变窄，髓核钙化，椎体终板骨质增生、硬化，边缘骨赘形成等表现。

（三）诊断与鉴别诊断

本病一般靠 X 线表现即可诊断。必要时行 CT 或 MRI 检查。

四、椎管狭窄

（一）概述

椎管狭窄是指构成椎管的脊椎、软骨和软组织异常，引起椎管有效容积减少，压迫脊髓、神经和血管等结构而引起的一系列临床症状和体征。椎管狭窄分为先天性、获得性和混合性 3 种。先天性椎管狭窄是指其他骨骼发育异常的椎管狭窄。获得性椎管狭窄是指各种原因包括退行性变、创伤、炎症等疾病引起的椎骨肥大、增生和软组织增厚所致。本病发病隐匿，病程长，呈进行性进展。男性多于女性，多在 50 ~ 60 岁以后出现症状。

（二）X 线表现

脊柱狭窄常见症状为椎体边缘见骨质增生、硬化，韧带骨化或钙化，侧位测量椎管矢状径对骨性椎管狭窄有诊断意义。一般颈椎管矢状径正常 > 13 mm，10 ~ 13 mm 为相对狭窄，< 10 mm 为狭窄。腰椎管矢状径正常 > 18 mm，15 ~ 18 mm 为相对狭窄，< 15 mm 为狭窄。

（三）诊断与鉴别诊断

椎管狭窄原因很多，影像学检查可发现椎管各径线小于正常，同时显示，椎体骨质增生，韧带肥厚或钙化，椎间关节退变等，以及硬膜囊、脊髓和神经根受压等征象，不难作出诊断。

五、脊椎滑脱

（一）概述

脊椎滑脱指上位椎体的位置相对于下位椎体发生移位而言，广义上包括前滑脱、后滑脱和侧方滑脱，其中以前滑脱多见。

该病以退变性脊柱滑脱相对多见，常见于 60 岁左右的老年人，女性多于男性。主要发生于下腰椎（L），以 L_{4-5} 椎体多见。临床症状和体征是由于椎间盘、椎间关节的退变及椎体移位而引起的神经根和马尾压迫所致。一般先出现腰部不适，随之出现臀部和腰部疼痛、间歇性跛行，运动后加剧。典型体征包括腰部前屈范围加大，背部可触到因棘突前移而造成的"阶梯征"。

（二）X 线表现

侧位片对椎体移位显示比较准确。前滑脱以单水平滑脱多见。椎体前移一般不超过 10 mm。滑脱水平椎间盘改变多表现为椎间隙变窄，椎体边缘骨质增生和椎体相邻面的骨质硬化。椎弓峡部无断裂征象。侧位片上脊椎前后径无增大。

（三）诊断与鉴别诊断

本病影像学具有特征性，诊断一般不难，本病须与椎弓崩裂脊椎滑脱症相鉴别，后者滑脱程度较重，多有外伤史，有椎弓峡部的单侧或双侧断裂，椎管前后径增宽，椎间关节无明显骨性关节炎改变。

六、类风湿性关节炎

（一）概述

类风湿性关节炎是慢性全身性自身免疫性疾病，主要侵犯各处关节，同时机体其他器官或组织也可受累。病因不明。多见于中年妇女。早期症状包括低热、疲劳、消瘦、肌肉酸痛和红细胞沉降率加快等。本病常累及关节，手足小关节尤其好发。受侵关节呈梭形肿胀、疼痛、活动受限、肌无力、萎缩和关节半脱位等。常累及近侧指间关节，呈对称性。部分患者出现较硬的皮下结节。

病理表现：①滑膜炎，早期滑膜明显充血、水肿，有较多浆液渗出到关节腔内，晚期滑膜内见有大量淋巴细胞、浆细胞及巨噬细胞浸润，滑膜肿胀、肥厚；②富含毛细血管的肉芽组织血管形成及关节软骨的破坏；③关节相邻的骨质破坏及骨质疏松。

（二）X 线表现

骨关节的 X 线表现的改变大多出现在发病 3 个月以后。主要改变有：①关节软组织肿胀。②关节间隙早期因关节积液而增宽，待关节软骨破坏后则变窄；③关节面骨质侵蚀多见于边缘，是滑膜血管侵犯的结果，也可累及邻近骨皮质；④骨性关节面模糊、中断；⑤膝、髋等大关节可形成滑膜囊肿向邻近突出。

（三）诊断与鉴别诊断

本病为一全身多发性、对称性慢性关节炎。影像学表现虽有一些特点，但对定性诊断多无特殊意义，必须结合临床表现和实验室检查作出诊断。

七、强直性脊柱炎

（一）概述

强直性脊柱炎好发于 10～40 岁，以 20 岁发病率最高，男性多见。发病隐匿，起初多为臀部、骶髂关节或大腿后侧隐痛，难以定位。活动期，骶髂关节、耻骨联合、大转子、坐骨结节等疼痛及压痛。

（二）X 线表现

骶髂关节常为最早受累的关节，几乎 100% 被累及，双侧对称性发病为其特征，是诊断的主要依据。骨质破坏以髂侧为主，开始时，髂侧关节面模糊，以后侵蚀破坏，呈鼠咬状，边缘增生、硬化。随后，关节间隙变窄，最后骨性强直，硬化消失，为其最终表现。骶髂关节发病后，逐渐向上累及脊柱，开始病变侵犯椎体前缘上下角和骨突关节。晚期，骨突关节囊、黄韧带等均可骨化。轻微外伤即可致骨折。

（三）诊断与鉴别诊断

主要依靠临床病史、体征和平片发现双重骶髂关节炎进行诊断。须与类风湿性关节炎相鉴别。

八、髌骨软化症

（一）概述

髌骨软化症主要指膝关节屈伸过程中髌骨在股骨髁间沟中上下滑动的对合关系异常，继发性地引起髌软骨的变性改变。主要临床症状是劳累性膝关节疼痛，特别是在持重情况下进行屈伸运动时。

（二）X 线表现

膝关节屈曲 20°拍摄髌股关节轴位片，观察股骨内、外侧髁前面切线与髌骨关节面切线的交角，即外侧髌股角，正常应开放外侧，而异常的开口向内侧。

（三）诊断与鉴别诊断

本病多发生于青壮年，且多有明显外伤史，或有慢性积累性小损伤，主要症状是膝关节髌骨后疼痛，轻重不一，一般平地走路症状不显，在下蹲起立、上下楼、上下坡或走远路后疼痛加重。

九、滑膜骨软骨瘤病

（一）概述

滑膜骨软骨瘤病常见于青壮年，是以关节腔内多发软骨结节为特征。男性多见。最常受累的是膝关节，其次为髋、肘、踝和腕关节。主要表现为受累关节疼痛、肿胀和活动受限，也可无症状。

（二）X 线表现

关节内出现多数圆形或卵圆形钙化或骨化结节影，大小不一，小的钙化结节密度均匀一致。大的骨化结节表现周缘高密度，其中央低密度代表形成的松质骨。关节间隙一般正常。

（三）诊断与鉴别诊断

本病依靠 X 线表现进行诊断，应与剥脱性骨软骨炎、退行性骨关节病、神经性关节病进行鉴别。

十、肥大性骨关节病

（一）概述

肥大性骨关节病可分为原发性和继发性。原发性者通常为儿童和青年，常同时有颜面皮肤增厚。继发者可见于任何年龄，常与肿瘤和感染有关，绝大多数伴胸内病变。临床表现主要为杵状指、骨膜炎和关节滑膜炎引起的症状。

（二）X线表现

原发性与继发性的表现相同，主要为管状骨对称性骨膜新生骨，常见于尺桡骨和胫腓骨，也可累及近侧指骨、掌骨。肱骨和股骨受累较少见。开始在骨干和干骺端，为单层平行状，再发展为多层平行状，最后骨内膜也可受累。

（三）诊断与鉴别诊断

主要依据：显示长骨对称性骨膜新生骨、杵状指及发现原发疾病等进行诊断。本病应与骨内膜增生症、氟中毒等疾病相鉴别。

十一、色素沉着绒毛结节性滑膜炎

（一）概述

色素沉着绒毛结节性滑膜炎侵犯关节病变以青壮年多见，通常为单一关节受累，好发于膝关节，发病缓慢、病程长。病理上，为滑膜增厚呈绒毛状或结节状，其上被覆一薄层滑膜细胞。早期病灶含有血管较多，老病灶则减少，而纤维变性和玻璃样变性增多，可含胆固醇结晶。

（二）X线表现

最常见的X线表现为软组织肿胀，有时见增厚的滑膜呈分叶状，无钙化，但由于含铁血黄素的沉积，而使其均匀性密度增高，增高的滑膜可以从关节向相邻的肌腱或滑液囊延伸。

（三）诊断与鉴别诊断

最常见的表现是关节软组织肿胀，且由于含铁血黄素的沉着而使密度增加，但没有钙化。有时可见关节囊内结节状及分叶状肿块影。当病变累及软骨和骨时，可出现边缘性锯齿样骨质破坏及大小不等的囊状骨质缺损区。继发骨关节炎时，则有关节间隙狭窄，关节面不平，关节内游离体，病变局限时，须与神经纤维瘤病及痛风结节相鉴别；病变弥漫时，须与滑膜肉瘤、类风湿性关节炎等鉴别。

十二、沙尔科（Charcot）关节

（一）概述

沙尔科关节是指由于某些神经系统疾病而引起的关节病变，也被称为神经性关节病。常见病因有脊髓结核、脊髓空洞症等。原发的神经病变可以造成关节深部感觉障碍，对于关节的震荡、磨损、挤压、劳倦不能察觉，因而也不能自主地保护和避免，而神经营养障碍又可使修复能力低下，使患者在无感觉状态下造成了关节软骨的磨损和破坏，关节囊和韧带松弛

无力，易形成关节脱位和连枷关节。关节面的破坏和骨赘的脱落变成关节内游离体。关节外形饱满、肿胀，内有出血和渗出。这种疾病早期并无疼痛，不易被患者重视，仅表现为关节肿胀、无力、活动过度、动摇不稳。关节肿胀、无痛、活动范围超常是本病的重要特征。

（二）X 线表现

可见关节骨端广泛破坏、硬化或呈奇异形态，骨赘形成，关节间隙不规则或增宽，周围软组织钙化、关节内游离体、骨碎片等。一般无骨质疏松。

（三）诊断与鉴别诊断

结合 X 线检查及临床症状，患者又有神经系统原发病症，即可确诊。需与创伤性关节炎相鉴别，后者无骨的碎裂，而有关节疾病或创伤的历史。

十三、致密性骨炎

（一）概述

致密性骨炎好发于女性，20～40 岁的女性多见。患者有复发性下腰痛，有时可向下放射至两侧臀部和大腿，但不是根性疼痛，下腰活动时症状可加重。有学者认为这是一种可以自愈的疾病，常有近期分娩史。骶髂关节髂骨侧以骨质硬化为特点的非特异性炎症，有高度致密的骨硬化现象，尤其以髂骨下 2/3 更为明显，但关节间隙则无改变。因位于骶髂关节，且该关节症状明显，故又称为骶髂关节致密性骨炎。

（二）X 线表现

早期无变化，后期显示髂骨面骨质硬化，但无骨质破坏。邻近骶髂关节的髂骨硬化改变，常累及关节远侧 1/2 区域，有时两侧同时受累。

（三）诊断与鉴别诊断

本病主要与骨性关节炎、骶髂关节结核、强直性脊柱炎早期及化脓性骶髂关节炎等鉴别。后两种多为一侧关节受累，两侧关节受累极罕见。

十四、痛风性关节炎

（一）概述

痛风性关节炎是痛风石嘌呤代谢紊乱性疾病，以体液、血液中尿酸增加及尿酸盐沉着于各种间叶组织内引起的炎症反应为特征。尿酸盐结晶沉积于关节软骨、软骨下骨质、关节周围结构和肾，结晶引起局灶性坏死，从而发生炎症反应，形成肉芽组织，尿酸盐沉积及其周围纤维化即为痛风结节。关节病变主要为软骨变性、滑膜增生和扁圆形骨侵蚀，关节强直罕见。

（二）X 线表现

早期表现为关节软组织肿胀，多始于第一跖趾关节。病情发展，骨皮质出现硬化或多处波浪状凹陷，或小花边状骨膜反应。以后关节周围软组织出现结节状钙化影，并逐渐增多，邻近骨皮质不规则或分叶状侵蚀破坏。骨性关节面不规则或穿凿状破坏，边缘锐利，周围无硬化，严重的多个破坏区相互融合，呈蜂窝状。关节间隙不变窄为其特征。

（三）诊断与鉴别诊断

诊断主要依据临床症状和实验室检查发现高血尿酸，X 线检查为辅助性诊断方法。本病应与类风湿性关节炎、假痛风相鉴别。

（李迎辞）

第五节　骨关节发育异常

一、软骨发育不全

（一）概述

软骨发育不全为管状骨骺板软骨细胞增殖及成熟发生障碍，不能形成正常的先期钙化带，因而影响骨骺长轴的生长，软骨化骨过程发生障碍。但骨膜下骨的生长不受影响，骨横径的生长仍正常，故管状骨较短并相对增粗。

一般在 2～3 岁发病，以后可发育成典型的侏儒。患者躯干大而四肢粗短，站立时手不能及髋，头大、唇厚而向外突出。四肢的短小近段较远段明显。下肢可弯曲，手足宽而厚，手指等长，宽短而散开，呈"三叉状"。正常的腰椎弧度增加，腹部膨隆，臀部向后突出。头颅之前额与顶部隆凸，脸小，鼻梁宽而平，下颌大。智力和性发育正常。

（二）X 线表现

颅底短，颅盖相对较大。肱骨和股骨对称性短粗且弯曲，骨皮质增厚，肌肉附着的结节部常明显增大。骺板光滑或轻度不规则，并有散在点状致密影。干骺端增宽，向两侧张开，而中央凹陷，呈"杯口状"或"V"形，尺骨较桡骨短，近端增宽，远端变细，手足短管状骨粗短，诸手指近于等长。椎体较小，后缘轻度凹陷，骨性中板不规则。椎弓根间距从 $L_{1\sim5}$ 逐渐变小，骨盆狭小，髂骨呈方形，坐骨大切迹小、深凹，呈鱼口状。髋臼上缘变宽，呈水平状。

（三）诊断与鉴别诊断

1. 黏多糖病

两者皆可形成侏儒，但黏多糖病患者排出过多的黏多糖。区别是掌骨近端和骨端，以及广泛的骨骺不规则，侏儒很严重伴有普遍性肢体短小，但无颅骨面骨的改变，骨盆变化也不显著，尾骨可稍变短，椎弓根间距离宽度正常。

2. 垂体性侏儒症

发育对称，躯干与四肢的比例对称，性发育不全。

3. 干骺发育不全

系一肢体短小型侏儒，上肢较长，下肢短而弯曲，似猿人样外观。头颅与骨盆发育正常，可与软骨发育不全相区别，干骺端呈佝偻样改变。

二、成骨不全

（一）概述

成骨不全具有骨质疏松易骨折、蓝色巩膜、牙齿发育不全和听力障碍这四大特点。早发型出生时即有骨折，或在婴幼儿期发病。患儿头大而软，前额突出。手和足一般不受累。晚发型出生时正常，骨折发生于小儿学走路时和青春期，成人极少发病。长管状骨和肋骨为好发部位。约 90% 有蓝巩膜。约 25% 的患者有进行性耳聋。本病系因基因缺陷所致骨 I 型胶原纤维合成不足或结构异常而导致骨骼强度和耐受力差。

（二）X 线表现

基本征象为多发骨折、骨皮质菲薄及骨密度减低，以长管状骨明显。骨折多发，但不对称，骨折愈合迅速，有时可形成假性关节。长管状骨的 X 线表现可分为 3 型。①粗短型，一般胎儿和婴儿发病，其长管状骨粗短，伴有多发骨折和弯曲变形。②囊型，出生后即发病，呈进行性，骨内可见多发囊样区，似蜂窝样，以下肢明显。③细长型，发病较迟，病情较轻，也可在胎儿或生后即出现，表现为骨干明显变细，干骺端相对增宽，骨骺和干骺交界处可见横行的致密影。颅骨改变多见于婴幼儿。头颅呈短头畸形，两颞突出，颅板变薄，颅缝增宽，囟门增大，闭合延迟，常有缝间骨。椎体密度减低，伴有双凹畸形，也可普遍性变扁或呈楔形。肋骨变细，皮质变薄，密度减低，常有多发骨折。

（三）诊断与鉴别诊断

诊断一般并不困难。有时要与严重的佝偻病相鉴别。佝偻病表现为骨骺软骨增宽、模糊，干骺端到钙化软骨区不规则，分界不清。干骺端本身呈杯状增宽。此外，其他骨骼的稀疏情况不及成骨不全症者明显。临床上尚应与软骨发育不全、先天性肌弛缓、甲状腺功能减退及甲状旁腺功能亢进等相鉴别，一般来说并不困难。

三、石骨症

（一）概述

石骨症是由于正常的破骨吸收活动减弱，使钙化的软骨和骨样组织不能被正常骨组织代替而发生堆积，导致骨质明显硬化且变脆。

本症临床上多在儿童或青年期被发现，少数发现于老年，男多于女，临床症状不一，一般患者的发育和骨骼生长均正常，但也可发育迟缓，甚至成为侏儒。由于骨质密度增生及骨性脆弱，故轻微外伤即可引起骨折，严重者多发骨折。颅底骨质增生可使颅底诸孔，以致脑神经受压而萎缩，继而出现视力减退、失明、耳聋等症状。由于骨髓腔缩小，甚至闭塞，故影响了造血系统而出现贫血症状，大多属于低色素型，严重者可为再生障碍性贫血。由于造血代偿的结果，故髓外造血器官如肝、脾、淋巴结均可继发性增大。

（二）X 线表现

全身大部分骨质密度增高，髓腔消失，于干骺端可见多数条状、互相平行或呈波浪状的密度增高影，其间为等宽的正常骨质。婴儿指骨的干骺端可出现锥形致密区，锥形的长轴与骨干平行，基底部位于两端，以远侧为著。髂骨翼有多条与髂骨嵴平行的弧形致密线。椎体的上下终板明显硬化、增宽，而中央相对低密度，表现似一"夹心面包"的形状。颅骨普遍性密度增高，板障影消失，以颅底硬化更显著。

（三）诊断与鉴别诊断

石骨症是一种少见的遗传性疾病，临床并不多见，容易出现漏诊，有时需要通过生化和免疫学检查结合 CT、X 线检查才能确定其分型。同时要和某些化学元素中毒，如磷、铅、氟中毒，以及成骨型骨转移瘤相鉴别，还要注意和地中海贫血、白血病、雅克什贫血及骨髓纤维化相鉴别。

四、神经纤维瘤病

（一）概述

位于 17q11.2 和 22q12 的神经纤维瘤病 1 和 2 基因突变，引起细胞无限制增生，从而导致中胚层和外胚层神经组织发育异常，而引起 1 型和 2 型神经纤维瘤病。

本病累及多个器官和系统，脑神经和脊神经均可形成多发性神经纤维瘤，且部分可并发脑膜瘤。其症状与受累的神经有关，常可致听力和运动障碍。皮肤受累主要表现为咖啡色素斑。骨骼主要为瘤组织压迫、侵蚀引起的形态和发育异常。

（二）X 线表现

神经纤维瘤压迫、侵蚀相邻的骨质，使其表面形成切迹或缺损，缺损周围骨质硬化。颅骨常有特征性缺损，蝶骨翼和额骨眶板的发育缺损导致眼眶后上壁缺损，也可波及蝶鞍。缺损通常有数厘米大小，轮廓不规则，边缘清晰、锐利、无硬化。脊柱侧弯常伴后凸，好发于胸椎。侧弯部位的椎体及肋骨畸形或发育不良。神经纤维瘤压迫椎管和多个椎间孔使其扩大，使椎体后缘呈弧形凹陷，椎弓根间距离增宽。长管状骨内神经纤维瘤可引起囊性膨胀性病变，多在干骺端内，为单发或多发。如囊性变并发病理性骨折，可形成假关节。病变也可引起长管状骨过度增长，即巨骨症。

（三）诊断与鉴别诊断

应与结节性硬化、脊髓空洞症、骨纤维结构不良综合征、局部软组织蔓状血管瘤相鉴别。

五、马方综合征

（一）概述

马方综合征为基因位点 15q15 - 21 一个或多个突变，其编码微纤维蛋白。

患者表现为身材较高，四肢细长，躯干常侧弯后突而缩短。肌肉张力减低，皮下脂肪减少，关节活动度增加。约半数患者伴有双眼晶状体脱位和瞳孔缩小。因瞳孔开大肌缺如，对散瞳剂无反应。约 1/3 的患者伴有先天性心脏大血管病变，常见的有主动脉扩张、主动脉夹层、间隔缺损等。

（二）X 线表现

管状骨细长，以手足段管状更为明显，掌骨指数大于 8.8。骨皮质变薄，骨小梁细而稀疏。患者常有漏斗胸、脊柱侧弯后突畸形。

（三）诊断与鉴别诊断

该病主要危害是心血管病变，特别是合并主动脉瘤，根据临床表现：骨骼、眼、心血管改变 3 个主症和家族史即可诊断。临床上分为两型：3 个主症俱全者称完全型；仅两项者称为不完全型。

六、颅骨锁骨发育不全

（一）概述

颅骨锁骨发育不全系全身性发育障碍，膜内化骨和软骨内化骨的骨骼均受累，表现为骨化不全、生长迟滞或变形。患儿在出生时就被注意到头颅软和锁骨发育异常。也可在发育过程中，因前额增宽或体型小才引起父母注意。患者的身材矮小，四肢及指（趾）短小，脊柱侧弯。智力发育正常。

（二）X 线表现

前额及双顶骨膨突，呈短头形。颅骨变薄，囟门和颅缝增宽，延迟闭合或闭合，可见较多缝间骨。鼻旁窦及乳突气化不良。恒齿出现延迟或不发育。锁骨常双侧部分缺损，以中外 1/3 最多见，部分形成假关节。肩胛骨短小或高位，喙突发育不全，骨盆小，坐耻骨支局部缺损或骨化迟缓，少数耻骨可完全未骨化，耻骨联合明显增宽。髋臼可变浅。其他如髋内翻、膝内翻、鸡胸、脊柱侧弯、脊柱椎弓骨化不全等可合并发生。四肢管状骨亦可出现骨化不全。

（三）诊断与鉴别诊断

根据以上 X 线表现不难作出诊断。本病主要与成骨不全相鉴别，成骨不全也可表现出众多缝间骨，但管状骨改变与本病不同。

七、骨斑点症

（一）概述

骨斑点症又称弥漫性浓缩性骨病，可能有家族遗传性。特点为松质骨内有弥漫性圆点状致密影。临床上可无任何症状，一般均为 X 线检查所发现。可见于任何年龄，男多于女。血钙、磷正常。

（二）X 线表现

最常见于管状骨的干骺和骨骺，很少发生在骨干，也可见于骨盆，椎体、肋骨、颅骨和下颌骨很少发病。典型表现为在干骺和骨骺的松质骨内，散在有数量不等的圆形、椭圆形或条状致密影，长轴与骨长轴平行。在髂骨和肩胛骨则以髋臼和关节盂为中心，呈放射状排列。斑点约 2 cm，边缘不整，有时多个斑点相互重叠而呈不规则形融合。斑点中心部位可透亮。骨皮质与骨轮廓和关节皆正常。生长发育停止后，病变不再变化，但有时可消失或出现新病灶。

（三）诊断与鉴别诊断

须与以下疾病相鉴别。①成骨型骨转移瘤，患者临床症状显著，有原发病灶，常见于脊柱、长骨的近端，并且转移灶不对称分布。②骨蜡泪样病，病变发生于长骨骨干和干骺端的骨内和骨皮质外，呈不规则条状骨硬化，常侵犯单侧肢体。③骨减压病，病变好发于长管状骨两端，很少发生于四肢短骨，成条索状硬化斑，并有囊状透光区。患者有潜水作业史。

（李金梅）

第六节　内分泌及代谢性骨病

一、佝偻病

（一）概述

佝偻病由维生素 D 缺乏引起，主要发生于生长中的骨骼，其膜内化骨和软骨内化骨的钙化过程发生障碍。主要病理变化为骨骺软骨和骺板软骨钙化不良，软骨细胞增生正常，而肥大带细胞柱不能进行正常的成熟和蜕变，导致软骨细胞柱增高、排列紊乱，骺板厚度增加，横径增宽，毛细血管不能正常长大，不能形成骨小梁。造成骺板及干骺端部分由于伪钙化或钙化不足的软骨及未钙化的类骨形成，因此，使干骺端呈杯口样、软弱、易变形。

（二）X 线表现

骺板先期钙化带不规则变薄、模糊或消失。骺板增厚、膨出，致干骺端变大、展开，中央部凹陷，呈杯口状。干骺端骨小梁稀疏、粗糙、紊乱，呈毛刷状高密度影，自干骺端向骨骺方向延伸。骨骺骨化中心出现延迟，边缘模糊，密度低且不规则，骨骺与干骺端间距加大。全身骨骼密度减低，皮质变薄，骨小梁模糊，并有病理性骨折。胸部异常包括：鸡胸；肋骨前端与肋软骨交界处膨大如串珠状，称为串珠肋。头颅呈方形，囟门闭合延迟。

（三）诊断与鉴别诊断

骨质疏松：主要表现为骨密度减低，骨小梁稀少、变细，骨皮质变薄，但边缘清晰。病理骨折多见，但少有骨折畸形，无假骨折线。

二、黏多糖贮积症Ⅳ型

（一）概述

本病可分为 A 型和 B 型，A 型为溶酶体半乳糖胺缺乏所致。B 型为 β-半乳糖苷酶缺乏所致。两型均可引起黏多糖降解障碍。本病属常染色体隐性遗传。

本病男女均可发病，男稍多于女。出生时多无明显异常，4 岁时出现身高不增、步态异常及骨骼畸形。脊柱变短、明显后突成角畸形，而肢体相对较长，站立时手可深达膝部，身高很少超过 100 cm。颈短、鸡胸，关节肿大呈球形，以膝部为著。髋膝关节活动受限，站立时髋、膝屈曲呈半蹲姿势。腕、手、踝、足关节因肌肉韧带松弛表现为活动过度，并可有扁平足。智力一般正常，颜面部无特殊改变，肝脾大少见。角膜浑浊，发病年龄比Ⅰ型迟，一般在 10 岁左右明显。进行性耳聋常开始于青春期。

（二）X 线表现

长管状骨增粗、变短，骨小梁不规则，皮质变薄。干骺端增大、不光整，可见缺损区。骨骺骨化中心出现延迟，小而扁平，常有分节现象，与骨干融合延迟。这些改变以股骨近端最明显。关节间隙增宽、脱位或畸形，如髋外翻、膝外翻等。

椎体普遍性扁平，椎间隙相对增宽，椎体前部上下角常有缺损，致椎体呈楔形或中部呈舌状前突，常见于下胸上腰部椎体，而下腰部椎体则趋于正常。脊柱后突成角畸形多发生于

L_1 或 L_2 椎体处，椎体变小并稍向后移位。肋骨平直并增宽，脊柱端变细。

掌骨近端及指骨远端变尖，尺桡骨远端关节面相对倾斜。腕骨骨化中心出现延迟，发育小。儿童期腕骨变扁，外缘成角。至成人时，原先出现的腕骨可消失。

髂骨翼呈圆形，可有缺损，基底部窄而长，髋臼变浅，髋臼角增大，上缘不规整。股骨头扁平、分节，边缘不光整，股骨颈干角逐渐消失，最后股骨头可完全吸收，股骨颈变粗短，形成髋外翻畸形。

（三）诊断与鉴别诊断

根据以上所述 X 线表现不难作出诊断。本病主要与黏多糖贮积症 I 型与软骨发育不全相鉴别，前者生长和智力发育障碍，特征性病容，角膜浑浊，骨骼成型障碍（以骨干改变明显）。后者智力正常，呈短肢型侏儒，骨干短，干骺端增宽，头大面小。先天性脊柱骨骺发育不良也表现为短躯干型侏儒，但为常染色体显性遗传，躯干短小出生时即出现，无角膜浑浊，尿中无异常黏多糖，椎体变扁，但椎间隙不增宽，骨骼改变轻微。

（闫　爽）

第五章

呼吸系统疾病的 CT 诊断

第一节　肺炎

肺炎是肺部常见的感染性疾病，按病变的解剖分布分为大叶性肺炎、小叶性肺炎和间质性肺炎，比较特殊的还有球形肺炎和机化性肺炎。肺炎大多由肺炎链球菌引起，少数由双球菌、葡萄球菌、流感杆菌和病毒引起。

一、概述

（一）大叶性肺炎

青壮年多见，病理改变分为充血期、红色肝变期、灰色肝变期和消散期 4 期。起病急，常有高热、寒战、咳嗽、胸痛，开始无痰或少量黏痰，发展到红色肝变期时咳黏稠铁锈色痰。实验室检查白细胞总数及中性粒细胞数明显升高。

（二）小叶性肺炎

又称支气管肺炎，多见于婴幼儿及年老体弱者，病理改变为小叶支气管壁水肿、间质炎性浸润、肺小叶渗出和实变，可引起阻塞性肺气肿或小叶肺不张。病情较重，常有发热、胸痛、呼吸困难，病初干咳，继之咳泡沫黏痰及脓痰。部分体弱、机体反应低下者，可不发热。实验室检查部分年老体弱者白细胞总数可不增加。

（三）间质性肺炎

多见于婴幼儿。病理改变为肺间质的浆液渗出及炎症细胞浸润。常见临床症状是气短、咳嗽和乏力，体重减轻，少数可见低热，听诊有爆裂音。白细胞总数变化不明显。

（四）金黄色葡萄球菌性肺炎

由溶血性金黄色葡萄球菌引起，好发于小儿和老年人。感染途径分支气管源性和血源性，病理变化是感染物阻塞细支气管，小血管炎性栓塞，致病菌繁殖，引起肺组织化脓性炎症、坏死，形成肺脓肿，继而坏死组织液化、破溃并经支气管部分排出，形成有液—气平面的脓腔。支气管壁的水肿和反射性痉挛，易发生活瓣性阻塞而形成肺气肿或肺气囊。病程变化快，临床症状重。

（五）球形肺炎

球形肺炎是由细菌或病毒感染引起的急性肺部炎症，且以细菌感染为主，基本病理变化包括炎性渗出、增生和实变。

（六）机化性肺炎

本病多见于成人，病理改变为肺泡壁成纤维细胞增生，侵入肺泡腔和肺泡管内发展成纤维化，合并不同程度的间质和肺泡腔的慢性炎性细胞浸润。该病症状缺乏特异性，多为发热、气短、咳嗽、胸痛等，平均持续时间为5周左右。

二、CT表现

（一）大叶性肺炎

①充血期呈边缘模糊的磨玻璃样影，其内可见肺纹理。②实变期呈大叶或肺段分布的大片状密度增高影，边缘清楚，其内可见支气管充气征。③消散期病灶密度减低且不均匀，呈散在的斑片状阴影（图5-1）。

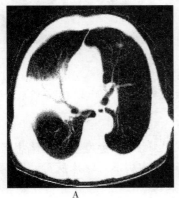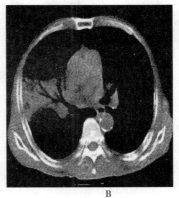

A   B

图5-1　大叶性肺炎CT表现

注　A、B. 分别为肺窗和纵隔窗肺炎实变期，呈大叶分布的大片状密度增高影，其内可见支气管充气征。

（二）小叶性肺炎

常呈沿肺纹理分布的大小不等的斑片状影，可融合成大片，其内可见支气管充气征，病变好发于两肺中下部内中带，可伴肺气肿、小叶肺不张、空洞及胸膜腔积液（图5-2）。

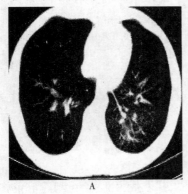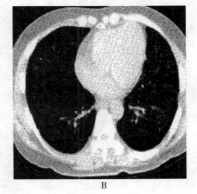

A   B

图5-2　小叶性肺炎CT表现

注　A. 左下叶内后基底段点状及斑片状实密影，沿肺纹理分布；B. 两下肺散在小点状模糊影。

（三）间质性肺炎

支气管血管束增粗，双肺磨玻璃样阴影，严重者伴有斑片状密度增高阴影。肺门、纵隔淋巴结可增大（图5-3）。

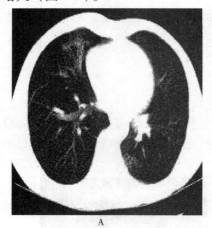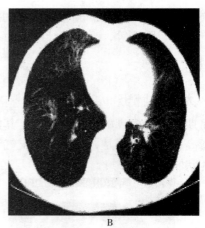

图5-3　间质性肺炎CT表现

注　A、B. 右中叶及双下肺淡薄密度增高，伴有斑片状实变影，中叶支气管血管束增粗。

（四）病毒性肺炎

常是上呼吸道感染向下蔓延的结果，患者多为婴幼儿、免疫功能缺陷患者和老年人。原发性呼吸道感染病毒有流感和副流感病毒、呼吸道合胞病毒、麻疹病毒、腺病毒等，机遇性呼吸道感染病毒有巨细胞病毒、水痘—带状疱疹病毒、EB病毒等。一年四季均有发生，以冬、春季多见。病毒侵入细支气管上皮可引起细支气管炎，感染播散及肺间质和肺泡而引起肺炎。病毒性肺炎多为间质性肺炎。病毒性肺炎CT表现（图5-4）：①细支气管炎的小叶中心结节、树芽征；②多灶性磨玻璃影或实变区，实变区可有边界模糊、斑片状或结节状，可快速融合；③病灶双侧分布不对称；④可有小叶间隔增厚、网状结构；⑤可见气体潴留；⑥胸腔积液少见。

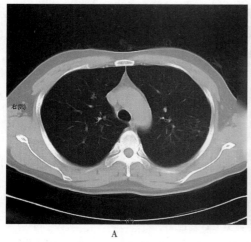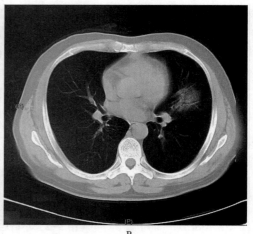

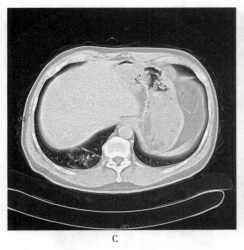
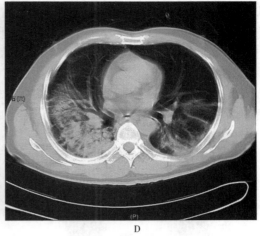

C　　　　　　　　　　　　　D

图 5-4　病毒性肺炎 CT 表现

注　A. 分布在胸膜下的小叶中心结节、树芽影及小叶间隔增厚，呈局部结节样网状影；B. 左舌叶上支单发小片磨玻璃影，可见血管影和充气支气管征；C. 右肺底单发小片磨玻璃影合并间质改变；D. 双下叶实变合并磨玻璃影及间质改变。

（五）金黄色葡萄球菌性肺炎

①片状影：呈分布于多个肺段的散在片状影，边界模糊，大小不等。②团块状影：多见于血源性感染者，多肺段分布，病灶呈多发、大小不一、边界较清楚之团块影。③空洞影：多发、大小不一厚壁空洞，可有液—气平面。④气囊影：常呈位于片状和团块状影间的多个类圆形薄壁空腔，有时可见液—气平面。肺气囊变化快，一日内可变大或变小，一般随炎症的吸收而消散。⑤脓气胸：气囊或脓肿穿破胸膜，出现脓胸或脓气胸。上述表现具有多样性，可一种为主或多种形态同存，短期内变化明显（图 5-5）。

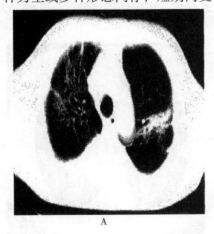
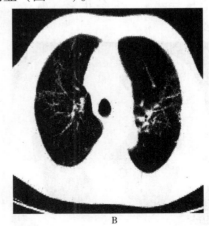

A　　　　　　　　　　　　　B

图 5-5　金黄色葡萄球菌性肺炎 CT 表现

注　A. 1 个月经治疗病变逐渐消散；B. 过 4 天后病灶进一步吸收。

（六）球形肺炎

①呈孤立、圆形或类圆形病灶，以双肺下叶背段和基底段、近胸膜面多见，且邻近胸膜的病变，病灶两侧缘垂直于胸膜，呈刀切样边缘，为特征性改变。②边缘毛糙、不规则，呈长毛刺状和锯齿状改变。③密度中等，均匀或不均匀，通常病变中央密度较高，周边密度较淡，呈晕圈样改变。④周围血管纹理增多、增粗、扭曲；局部胸膜反应显著、广泛增厚。⑤有感染病史，抗感染治疗 2～4 周病灶可缩小或吸收（图 5-6）。

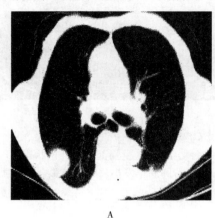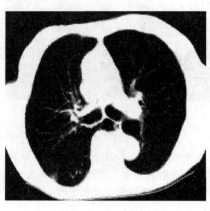

A   B

图 5-6　球形肺炎 CT 表现

注　A. 老年患者，右下叶背段临近胸膜孤立类球形病灶；B. 抗感染治疗后基本吸收。

（七）机化性肺炎

①呈楔形或不规则形病灶，贴近胸膜面或沿支气管血管束分布，可见支气管充气征，支气管血管束进入病灶为其特征性改变。②病灶边缘不规则，呈粗长毛刺状或锯齿状，灶周常伴有斑片状影、索条状影、小支气管扩张及肺大泡形成。③邻近胸膜增厚、粘连（图 5-7）。

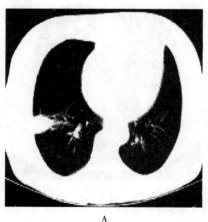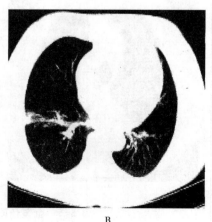

A   B

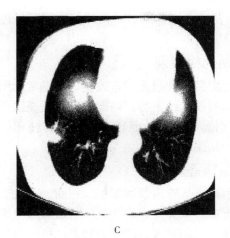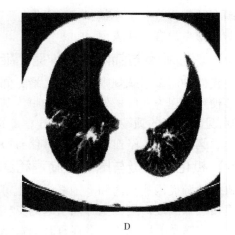

图 5-7　机化性肺炎 CT 表现

注　A. 右下叶外基底段贴近胸膜面楔形病灶，沿支气管血管束分布，邻近胸膜增厚、粘连；B、C、D. 治疗 1 月余中不同阶段，病灶逐渐吸收。

三、鉴别诊断

（一）大叶性肺炎、小叶性肺炎和间质性肺炎的鉴别

大叶性肺炎：①按叶段分布、不同病理阶段有不同表现、支气管充气征及支气管通畅、无肺门与纵隔淋巴结肿大、抗感染治疗有效等都有利于大叶性肺炎的诊断；②合并空洞、索条影、钙化、卫星灶、抗感染治疗无效等都有利于肺结核的诊断；③病变累及范围局限、支气管狭窄或闭塞伴管腔外壁肿块、肺门及纵隔淋巴结肿大、抗感染治疗效果不佳等都有利于肺癌的诊断。通常结合病史和实验室检查一般鉴别不难，鉴别困难时建议短期复查有利于鉴别。

小叶性肺炎、间质性肺炎均有较典型的临床表现和影像学表现。

（二）金黄色葡萄球菌肺炎的鉴别

金黄色葡萄球菌肺炎早期诊断有困难时建议短期复查，其影像学表现变化明显，且形态多变、发展迅速，发现空洞和肺气囊等有利确诊。

金黄色葡萄球菌性肺炎有时需与肺脓肿、肺内淋巴瘤相鉴别，CT 表现的多样性、多发性、肺气囊及短期病灶形态明显变化为金黄色葡萄球菌性肺炎的诊断依据，结合临床表现及实验室检查不难诊断。

（三）球形肺炎应与结核球和周围型肺癌相鉴别

结核球呈球形，边缘清晰、锐利，密度高，可有钙化，邻近肺野有卫星灶或纤维条影及肺纹理纠集等慢性纤维化改变。球形肺炎形态上虽大体呈球形，但多数为楔形，其中贴近胸膜的楔形病灶具有特征性。球形肺炎边缘较毛糙、模糊，可有长毛刺状和锯齿状改变，有时可见"晕圈征"，反映了病变的急性渗出性改变。

肺癌形态呈较规则球形，其毛刺细短，边缘多较清晰，不见"晕圈征"，代表肿瘤的浸润性生长。球形肺炎增强后病灶中央可见规则、界面清晰的无强化区，反映了炎性坏死的特点，此征少见于肺癌，较具特征性。

周围型肺癌有分叶、毛刺、"胸膜凹陷征"及"空泡征"等，可伴有肺门及纵隔淋巴结增大，球形肺炎没有上述表现。

（四）球形肺炎与肺内良性肿瘤和肺梗死相鉴别

肺内良性肿瘤多形态规则、边缘光滑，邻近肺野及胸膜无异常改变，早期常无明显临床症状。肺梗死表现为在肺的外围呈以胸膜为基底的楔状致密影，内部常有小透亮区，于薄层CT扫描可见楔状影的顶端与一血管相连，此征对肺梗死的诊断很有价值。肺梗死的临床症状以气急、胸痛为主，咯血较少见，常伴有心肺疾患。

（五）机化性肺炎与周围型肺癌和肺结核鉴别

①机化性肺炎因病灶内和周围纤维增生可引起支气管血管束增粗、扭曲、紊乱、收缩聚拢，并直接进入病灶。周围型肺癌引起的支气管血管束异常表现为支气管血管束呈串珠状增粗，至病灶边缘呈截断现象，常伴有肺门及纵隔淋巴结增大，周围型肺癌还可以有其他肿瘤征象，如分叶、毛刺等。②机化性肺炎呈多边形或楔形，边缘呈锯齿状，可见粗长毛刺；周围型肺癌呈类圆形，边缘不规则，有分叶征及细小毛刺。

机化性肺炎发生在结核的好发部位并且与结核有类似征象时，鉴别诊断十分困难，需依赖病理诊断。

（何　鑫）

第二节　肺结核

肺结核是由结核杆菌引起的肺部感染性疾病，基本病理改变为渗出、增殖和干酪样坏死。肺结核好转的病理改变为病变吸收、纤维化、钙化，恶化进展的病理改变是液化、空洞形成、血行或支气管播散。同一患者病变可以是其中某一病理阶段，也可以一种为主、多种病理改变同存，或反复交叉出现。

目前分型为5型，即原发性肺结核（Ⅰ型）、血行播散型肺结核（Ⅱ型）、继发性肺结核（Ⅲ型）、结核性胸膜炎（Ⅳ型）、其他肺外结核（Ⅴ型）。

依不同病程可分为进展期、好转期和稳定期3期。

一、原发性肺结核

原发性肺结核为初次感染的结核，包括原发综合征和支气管淋巴结结核。前者由原发病灶、结核性淋巴管炎及结核性淋巴结炎3部分组成，后者分炎症型和结节型两类。

（一）临床表现

（1）常见于儿童和青少年，多无明显症状。

（2）可有低热、盗汗、消瘦和食欲减退。

（3）实验室检查：白细胞分类中单核细胞和淋巴细胞增多，红细胞沉降率加快，纯蛋白衍化物（PPD）强阳性具有诊断意义，痰中查到结核分枝杆菌可明确诊断。

（二）CT表现

1. 原发综合征

典型表现为原发病灶、肺门淋巴结肿大和二者之间的条索状阴影（结核性淋巴管炎），三者组合，呈"哑铃形"，通常在不同层面显示，必须结合上下层面和多平面重建观察（图 5-8）。

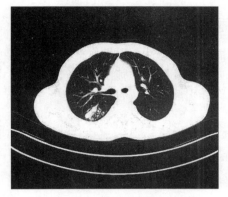

图 5-8　原发综合征 CT 表现

注　16 岁少年，临床表现和实验室检查及治疗后复查证实。

（1）原发病灶呈斑片状、云絮状边缘模糊的阴影，也可为分布于一个或数个肺段的大片状实变。原发病灶可发生干酪样坏死而出现空洞，可通过支气管、淋巴或血行播散。

（2）结核性淋巴结炎表现为肺门及纵隔淋巴结肿大。

（3）结核性淋巴管炎表现为原发病灶与肺门之间的不规则条索状阴影，较难见到。

2. 淋巴结结核

①原发病灶很小或已被吸收。②肺门、气管、支气管和气管隆嵴下淋巴结肿大，以右侧气管旁淋巴结肿大多见，一侧肺门增大较双侧增大多见（图 5-9）。③炎症型肿大的淋巴结密度较高，边缘模糊，结节型肿大的淋巴结边缘清晰。多个淋巴结肿大时，边缘可呈波浪状。增强扫描融合团块影可见多环状强化。④肿大的淋巴结压迫支气管可引起肺不张，可发生钙化。⑤淋巴结结核可通过血行或支气管播散。

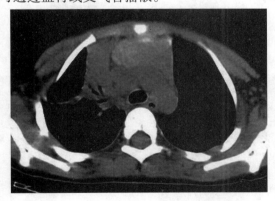

图 5-9　淋巴结结核 CT 表现

注　右肺门纵隔旁淋巴增大，与右上叶前段病灶相邻。

（三）鉴别要点

（1）原发病灶应与肺炎相鉴别，后者有急性感染症状，无肺门淋巴结肿大，实验室检查和抗感染治疗有效有助于鉴别。

（2）淋巴结核应与淋巴瘤相鉴别，后者呈双侧分布，可融合成团块状，前者CT增强显示增大的淋巴结呈周边环状强化。

二、血行播散型肺结核

血行播散型肺结核分为急性、亚急性、慢性血行播散型肺结核，急性血行播散型肺结核为大量结核杆菌一次性进入血液循环所致的肺内播散，亚急性、慢性血行播散型肺结核为结核杆菌少量、多次进入血液循环引起。

（一）临床表现

1. 急性粟粒型肺结核

表现为寒战、高热、气急、盗汗，病情急，症状重。

2. 亚急性、慢性血行播散型肺结核

因患病年龄、体质及结核菌数量、播散速度不同而有不同表现，有的仅有呼吸道症状和乏力，有的有发热、咳嗽、盗汗、消瘦等表现。

3. 实验室检查

急性者红细胞沉降率加快，白细胞总数可降低，结核菌素试验可为阴性。

（二）CT表现

1. 急性粟粒型肺结核

①特征性表现为两肺弥漫性分布的、大小一致的粟粒样影，直径1~3 mm，密度均匀，无钙化，HRCT显示更为清晰。②病变发展到一定阶段，部分病灶可融合（图5-10）。

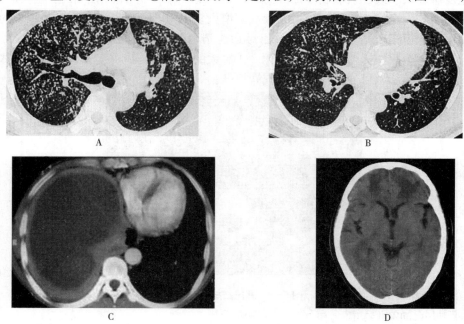

A

B

C

D

图5-10　急性粟粒型肺结核并颅内播散CT表现

注　A、B. 双肺全肺野呈弥漫性分布的粟粒样影；C. 示合并结核性胸膜炎；D. 患者颅脑CT平扫示多个稍高密度结节灶，灶周可见片状低密度水肿，抗结核治疗后颅内病灶消失。

2. 亚急性、慢性血行播散型肺结核

①病灶结节分布不均，多见于中上肺野；结节大小不一，小者如粟粒，大者融合成块。②结节密度不均，上部病灶密度较高，边缘清楚，可有部分纤维化或钙化，其下部病灶可为增殖性病灶或斑片状渗出性病灶。③病变恶化时，结节融合扩大，溶解播散，形成空洞（图5-11）。④可见肺门及纵隔淋巴结肿大，淋巴结内呈低密度，增强扫描呈周边环状强化，部分患者合并肺外结核。

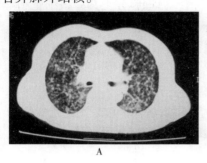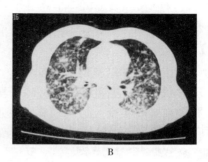

图 5-11 亚急性血行播散型肺结核 CT 表现

注 A. 播散病灶以中上肺野为主，小者如粟粒，大者呈结节状；B. 部分病灶呈斑片状渗出性改变。

（三）鉴别要点

1. 急性粟粒型肺结核的鉴别

急性粟粒型肺结核具有"三均"特点（结节分布均匀、大小均匀、密度均匀），结合临床一般诊断不难，主要须与肺血行转移瘤、结节病和肺血吸虫病相鉴别。①肺血行转移瘤病灶分布不均匀，肺外周多见，且大小不一致，有原发恶性肿瘤病史，通常无肺间质改变及胸内淋巴结肿大。②结节病病灶分布于胸膜下及支气管血管束周围，大小不一，有肺间质改变及胸内淋巴结肿大。③肺血吸虫病病灶分布不均，以中、下肺中内带为主，病灶大小、形态各异，实验室检查血液嗜酸性粒细胞增多，结合流行病学资料可资鉴别。

2. 亚急性、慢性血行播散型肺结核的鉴别

亚急性、慢性血行播散型肺结核应与矽肺和细支气管肺泡癌相鉴别。①矽肺结节多分布于上肺、肺门旁及后肺部，伴支气管血管束模糊、增粗，矽结节可融合成团块，大于 4 cm 的团块常有坏死和空洞形成，病灶外缘可见不规则肺气肿和肺大泡，结合临床和职业史鉴别不难。②细支气管肺泡癌癌组织沿肺泡管、肺泡弥漫性生长，呈大小不等多发性结节和斑片状阴影，边界清楚，密度较高，进行性发展和增大，且有进行性呼吸困难，根据临床表现、实验室检查等资料进行综合判断可以鉴别。

三、继发性肺结核

浸润性肺结核为外源性再感染结核菌或体内潜伏的病灶活动进展所致，多见于成人，好发于上叶尖、后段和下叶背段，其病理和 CT 表现多种多样，通常多种征象并存。早期渗出性病灶经系统治疗可完全吸收，未及时治疗或治疗不规范者可发生干酪样坏死而形成干酪性肺炎，或经液化排出，形成空洞，或经支气管播散，形成新的病灶，或经纤维组织包裹和钙化而痊愈。

（一）临床表现

（1）免疫力较强时多无症状，部分患者于体检中发现。

（2）呼吸系统症状表现为咳嗽、咳痰、咯血，或伴有胸痛。

（3）全身症状主要有低热、盗汗、乏力、午后潮热、消瘦。

（4）实验室检查：痰液检查、痰培养找到结核杆菌可确诊，纯蛋白衍化物（PPD）试验、聚合酶链反应及红细胞沉降率具有重要诊断价值，白细胞分类其单核细胞和淋巴细胞增多具有参考意义。

（二）CT 表现

1. 活动的浸润性肺结核的常见征象

（1）斑片状实变：密度较淡，边缘模糊，病理改变为渗出。

（2）肺段或肺叶实变：边缘模糊，密度较高且不均匀，可见支气管充气征和（或）虫蚀样空洞形成，常见于干酪性肺炎，病理改变为渗出与干酪样坏死（图5-12）。

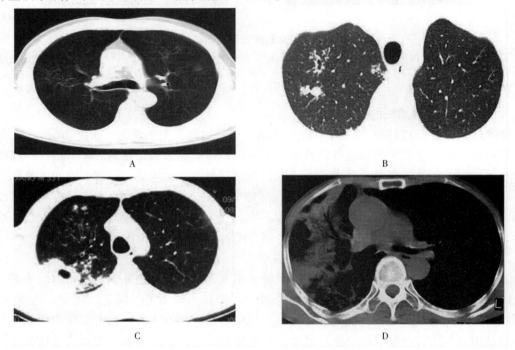

A B

C D

图 5-12　浸润性肺结核 CT 表现

注　A. 双上肺渗出性病变，呈淡片状稍高密度影，边缘模糊；B. 右上肺继发性肺结核，病灶呈斑片状或结节样高密度影；C. 右上肺空洞，周围可见密度高低不一实变影；D. 干酪性肺炎，表现为肺叶密度较高且不均匀实变，其内可见支气管充气征和虫蚀样空洞形成。

（3）结核性空洞：浅小气—液平面的空洞伴有灶周其他形态病灶以及支气管播散灶，被认为是典型浸润性结核空洞。

（4）支气管播散灶：沿支气管分布的斑点状、小片状实变影，病变可融合。为干酪样物质经支气管引流时，沿支气管播散所致（图5-13）。

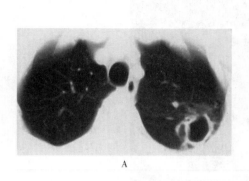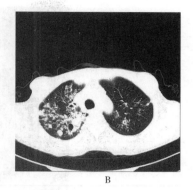

A   B

图 5-13　肺结核薄壁空洞、支气管播散 CT 表现

注　A. 左上肺结核薄壁空洞、周围浸润灶；B. 双肺多发空洞，伴支气管播散。

2. 稳定的浸润性肺结核的常见征象

（1）间质结节：呈分散的梅花瓣状，密度较高，边缘较清晰，其内可见钙化，是肺结核的典型表现，病理改变为增殖（图 5-14）。

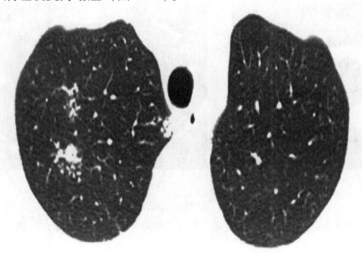

图 5-14　肺结核（增殖）CT 表现

注　右上肺斑片状影，病灶呈梅花瓣状稍高密度。

（2）结核球：边界清晰的类圆形结节，可有轻度分叶，大小不等，密度较高，CT 增强扫描可见环形强化，内常有钙化、裂隙样或新月样空洞，周围可见卫星灶。病理改变为纤维组织包裹的局限性干酪性病灶（图 5-15）。

若上述病灶在复查中出现形态、大小及密度变化，被认为具有活动性。

3. 结核病灶愈合的常见征象

（1）钙化：大小不等，形态不规则。

（2）纤维化性病灶：表现为不同形态的索条状密度增高影，可单独存在，或与其他形态病灶同时存在（图 5-16）。

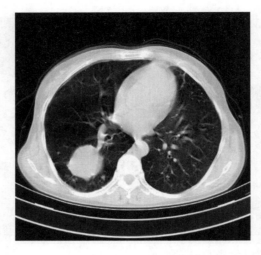

图 5-15 结核球 CT 表现

注 右上肺边界清晰类圆形结节，纵隔窗内可见钙化。

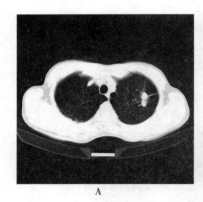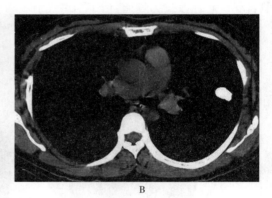

A   B

图 5-16 结核愈合 CT 表现

注 A. 左上肺纤维条索影，与结节影同存，纵隔窗显示结节影明显钙化；B. 左上肺孤立性高密度钙化灶。

（三）鉴别要点

1. 结核球应与周围型肺癌相鉴别

①肺癌边缘不规则，常可见到分叶、细短毛刺、空泡征、"脐凹征"、"兔耳征"、阳性支气管征和血管切迹征等征象，纵隔及肺门淋巴结肿大，随诊观察病灶增长较快，增强 CT 明显强化。②结核球多见于年轻患者，多无症状，多位于结核好发部位。病灶边缘整齐，形态相对规则，中心区密度较低，可见空洞与钙化，周围常有卫星灶，病灶与胸膜间可见黏连带，无纵隔及肺门淋巴结肿大，增强 CT 无强化或轻度环形强化，随诊观察病变无明显变化，可追踪到既往结核病史。

2. 肺结核空洞应与癌性空洞相鉴别

①结核性空洞形态、大小不一，洞壁为未溶解的干酪性病灶及纤维组织，内壁可光整或不规则，外壁较清晰，周围有卫星灶，下叶可见支气管播散灶；纤维空洞性肺结核为纤维厚

壁空洞伴广泛纤维增生，鉴别不难。②癌性空洞壁较厚，偏心状，外壁常有分叶及毛刺，内壁不规则，可见壁结节；通常无液平及卫星灶；随着肿瘤的继续生长，空洞可被瘤细胞填满而缩小，甚至完全消失。

四、慢性纤维空洞性肺结核

慢性纤维空洞性肺结核属于继发性肺结核晚期类型，由于浸润性肺结核长期迁延不愈，肺结核病灶严重破坏肺组织，使肺组织严重受损，形成以空洞伴有广泛纤维增生为主的慢性肺结核。

（一）临床表现

（1）病程长，反复进展、恶化。

（2）肺组织破坏严重，肺功能严重受损。可伴肺气肿和肺源性心脏病。

（3）结核分枝杆菌长期检查阳性，常耐药。

（二）CT 表现

（1）纤维空洞主要表现有：①多位于中上肺野的纤维厚壁空洞，空洞内壁较光整，一般无液平面；②空洞周围有广泛的纤维索条状病灶和增殖性小结节病灶；③同侧或对侧肺野可见斑片状或小结节状播散性病灶。

（2）肺硬变，受累肺叶大部被纤维组织取代，可见不同程度的钙化，肺体积明显缩小、变形，密度增高。

（3）病变肺肺纹理紊乱，肺门上提，定位像示下肺纹理牵直，呈垂柳状。

（4）患侧胸膜肥厚、粘连，邻近胸廓塌陷，肋间隙变窄。健肺代偿性肺气肿，纵隔向患侧移位（图5-17）。

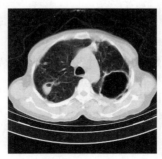

图 5-17　慢性纤维空洞性肺结核 CT 表现

注　表现为多种形态纤维化、空洞和增殖小结节灶，胸膜增厚、粘连，纵隔移位。

五、支气管结核

支气管结核又称支气管内膜结核（EBTB），是指发生在气管、支气管黏膜和黏膜下层的结核病，活动性肺结核中10%～40%伴有 EBTB，主支气管、两肺上叶、中叶及舌叶支气管为好发部位。在病理上可分为浸润型、溃疡型、增殖型和狭窄型4种类型，由于支气管内膜水肿、黏膜溃疡和肉芽组织增生，常导致阻塞性肺气肿、张力性空洞、肺内播散灶和肺不张等病变。

（一）临床表现

常见于中青年，女性多见，除慢性肺结核的常见表现外，尚有刺激性干咳、咯血、胸闷、呼吸困难、胸骨后不适和疼痛等表现，查体大多数患者有局限性双相喘鸣音。

（二）CT表现

（1）支气管狭窄：①向心性狭窄，管腔呈"鼠尾状"；②偏心性狭窄，管壁不对称增厚，常伴有自管壁突向管腔的细小息肉样软组织影；③腔内狭窄，可以广泛或局限，狭窄重者可导致支气管完全性阻塞，引起阻塞性炎症和不张，不张肺内可见支气管充气征、钙化及空洞。

（2）支气管壁不规则增厚，管壁上出现砂粒样、线条状钙化为其特征性表现。

（3）肺内常可见到其他结核病灶。

（4）肺门、纵隔淋巴结肿大，肿大淋巴结内有钙化，增强为环状强化，具有定性意义（图5-18）。

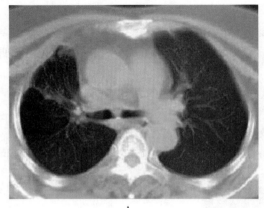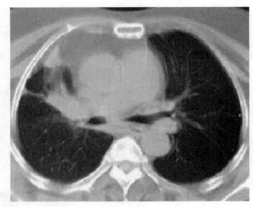

A   B

图5-18　支气管内膜结核CT表现

注　A、B.支气管管壁不规整增厚，邻近肺可见肺实质结核灶；为排除其他病变，行支气管显微镜检查证实为支气管内膜结核。A.治疗后复查病灶明显缩小；B.为排除其他病变行支气管纤维镜检查证实支气管内膜结核。

（三）鉴别要点

支气管结核应与中央型肺癌相鉴别，两者都可出现支气管内壁不光滑、局限性狭窄或闭塞。①支气管结核病变累及范围较大，管腔外壁轮廓较规则，无腔外肿块及淋巴结肿大；中央型肺癌病变累及范围局限，常有狭窄部管腔外、肺门区肿块或反S征表现，肺门及纵隔淋巴结肿大，抗感染治疗效果不佳。②早期中央型肺癌向腔内生长时，鉴别较为困难，应结合肺内表现及病灶区有无钙化等全面分析，鉴别困难时应行纤支镜活检或痰液细胞学检查。③支气管壁的钙化、支气管外的结核灶、肺门增大的淋巴结钙化和增强时的环状强化等提示结核性病变。

（姚　卿）

第三节 肺结节

一、肺结节定义

（一）肺实性结节

肺内圆形或类圆形边界清楚的软组织密度病灶，<3 cm 称为结节（nodule），≥3 cm 称为肿块（mass）（图 5-19）。

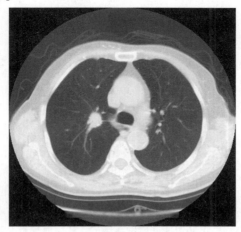

图 5-19 右肺门实性结节（炎性结节）CT 表现

（二）肺亚（非）实性结节

所有含磨玻璃密度的肺结节都称为亚实性肺结节。如果病灶内不含实性成分称为纯磨玻璃结节（pGGN），含有实性成分则称为混杂性磨玻璃结节（mGGO）或部分实性结节（图 5-20）。

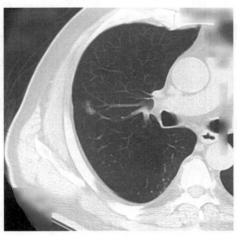

图 5-20 右上叶胸膜下混杂密度结节（磨玻璃密度中含有实性成分）CT 表现

（三）磨玻璃密度影（GGO）和磨玻璃结节（GGN）（图5-21）

磨玻璃密度影是在高分辨力CT上局部肺组织呈模糊的轻度密度增高，但是不影响其中的支气管血管束的显示。GGO的病理基础为肺泡内气体减少，细胞数量增多，肺泡上皮细胞增生，肺泡间隔增厚和终末气囊内部分液体填充，且肺泡尚未完全塌陷。如果病变局限，称为局灶性磨玻璃影（fGGO）；如果病灶边界清楚，呈圆形或类圆形，表现为结节状，则称为磨玻璃结节（GGN）。GGN中无实性成分且GGO比例大于95%的称为pGGN，其病理基础是病变组织沿肺泡壁伏壁生长，不伴肺泡结构的破坏，肺泡含气比较充分。GGN可由多种病变引起，如炎性病变、局限性纤维化、出血、腺癌或不典型腺瘤样增生等。

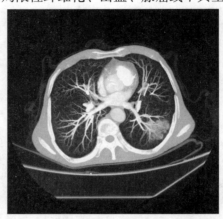

图5-21　右下叶淡薄密度增高结节，其内血管影显示清楚

（四）周围型肺癌薄层CT分类

由于周围型肺小腺癌缺乏一般肺癌的影像学表现，褚志刚等参考Yang与Suzuki提出的方法，将肺癌的CT表现分为以下6型：Ⅰ型，纯磨玻璃密度结节；Ⅱ型，均匀的稍高密度结节；Ⅲ型，密度不均匀结节；Ⅳ型，晕状结节，表现为中心高密度而周围为磨玻璃密度；Ⅴ型，实性结节伴少量磨玻璃密度成分；Ⅵ型，密度均匀一致的软组织密度结节。

二、肺结节CT检查技术

由于肺内亚实性结节大多是在体检或筛查时发现的亚临床病灶，其特点是体积小、密度淡，使用的检查技术不恰当就会漏掉病灶或不能充分展现病变的影像学特征。刘士远等2013年提出CT层厚<1 mm；使用靶扫描或靶重建，采用多种后处理方式显示病灶特征；随访过程中每次检查使用相同扫描参数、相同显示视野、相同重建方法，并尽量在同一家医院进行，使误差控制在尽可能小的范围内。2014年的肺部影像报告和数据系统（Lung. RADS 1.0）提出肺结节的大小应在肺窗上测量，直径的平均值以整数来报告。

三、肺结节基本征象

肺结节基本征象主要用于肺癌的影像学鉴别诊断。

（一）圆形肿块征

肺癌结节以类圆形、椭圆形较多，也可以为不规则形或多种形态混杂，与良性结节重叠很多，鉴别诊断价值有限。

（二）分叶征

结节表面凹凸不平，非纯粹的圆或椭圆，绝大多数周围型肺癌有分叶（生长速度不同或受牵拉阻挡），有研究设定浅分叶、中分叶和深分叶。但结核球、良性肿瘤也可以分叶，因此，需要结合其他征象综合分析。

（三）毛刺征

结节轮廓清楚，典型者在 CT 肺窗上表现为瘤周放射状排列的细短小刺。多数结节仅能在部分边缘上见到毛刺，最多见远离肺门侧的肺结节边缘毛刺。病理上瘤组织沿血管支气管向外浸润，伴炎症反应及结缔组织增生，毛刺是肿瘤收缩牵拉周围的小叶间隔，高度提示肺癌，但肺癌的边缘有时也可以边缘光滑或只是稍模糊（图 5-22）。

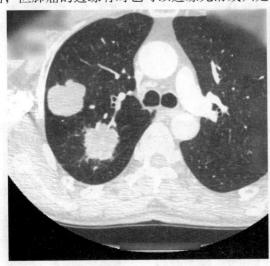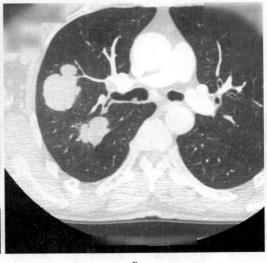

图 5-22 毛刺征

注 右上叶多发结节 CT 表现。A. 边缘毛刺；B. 棘状突起（低分化鳞癌）。

（四）空泡征

病灶内 <5 mm 的（多为 1~2 mm）的点状透亮影，单个或多个，边界清楚，位于结节中央或边缘，主要见于早期 3 cm 以下的小肺癌。病理上为残存、扭曲的肺泡和细支气管，特异性较高（图 5-23）。

（五）支气管充气征

上下层连续、长条或分支状，与支气管相关或与血管伴行的小透亮影。良性者逐渐分支，管腔均匀；恶性则管腔狭窄、截断并可被黏稠分泌物阻塞，导致扩张（多见于 <3 cm 的小肺癌），远端粗于近端及支气管黏液嵌塞征（图 5-24）。

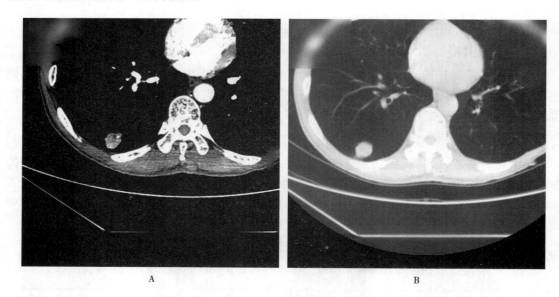

图 5-23 空泡征

注 A、B. 右肺胸膜下结节，结节前缘内小泡（腺癌）。

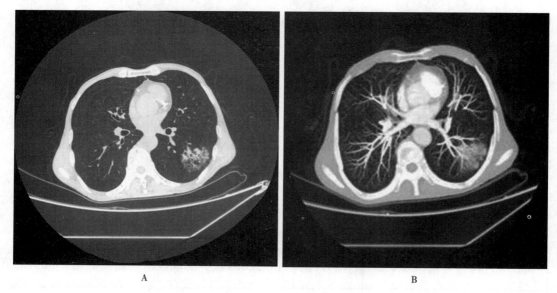

图 5-24 支气管充气征

注 左下叶结节 CT 表现。A. 结节内不规则支气管充气的蜂房影；B. 磨玻璃影（腺癌）。

（六）空洞征

病灶内较大而无管状形态的透亮影。病理上病灶内坏死液化物经支气管排出所致。影像上大于相应支气管径 2 倍，且与上下层面支气管不连续，或大于 5 mm 的圆形或类圆形空气样低密度影。3 cm 以下的肺癌坏死空洞少而炎性结节多（图 5-25）。

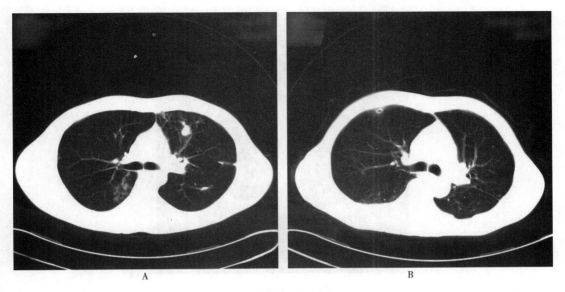

图 5-25 空洞征

注 结核 CT 表现。A. 实变小结节；B. 位于结节中央的小空洞。

（七）棘状突起

自结节边缘向外围伸展的比较粗长的尖角状突起，其基底部宽度在 3 mm 以上，长度是宽基宽度的 2 倍以上，数目可多可少，肿瘤分叶基础上而来，或说是肿瘤直接延续、肿瘤前端的浸润性生长，对肺癌的定性诊断价值较高（图 5-26）。

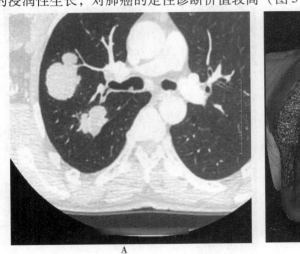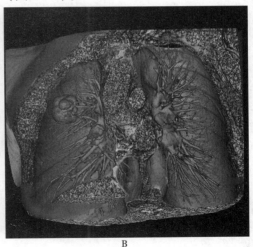

图 5-26 棘状突起

注 患者男，69 岁，低分化鳞癌。A. 前后 2 枚结节具有棘状突起和边缘毛刺、分叶；B. 薄层块的 VR 重建图像显示更清楚。

（八）血管集束征

一般表现为多根细小血管向结节聚集，其本质是病灶内纤维增生，牵拉邻近肺结构包括血管，使血管分布改变。良、恶性病变有重叠，由于肺动脉在肺外围过于细小而见到的大多数是肺静脉，当肺静脉被包绕中断时提示恶性病变（图5-27）。

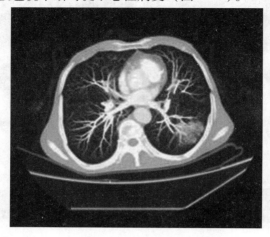

图5-27 血管集束征

注 患者男，54岁，纤维增生性结节，血管集束征，肺动、静脉在结节表面粗细、分布均匀。

（九）胸膜凹陷征

表现为规则线条影自结节牵拉胸膜，胸膜陷入，形成喇叭口状，凹入处为液体（叶间胸膜凹陷空间被肺组织代偿性填充，可无液体），横轴面显示率较低，三维CT显示效果好（图5-28）。

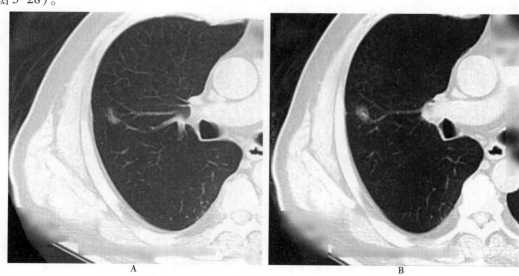

图5-28 胸膜凹陷征

注 患者男，55岁，腺癌，亚实性（混杂性磨玻璃）结节，稍分叶，胸膜受牵拉凹陷。

四、肺结节CT强化的意义

多数关于肺癌血供及肺癌CT支气管动脉与肺动脉造影分析的研究认为：肺癌由支气管

动脉供血（营养性血管），肺癌的生长依赖于体循环相关的瘤血管生长，但同时也对背景肺（肺的结构和功能性血管肺动脉）造成影响，这种影响大多数是侵袭、破坏性的。多数学者认为，原发性肺癌的血供主要来自支气管动脉等体循环分支，肺动脉一般不参与供血，而部分学者认为肺动脉、肺静脉均参与肺癌的供血，支气管动脉供血以中心为主，肺动脉供血以边缘为主。

关于周围型肺癌的血供有些研究者认为：主要是支气管动脉供血，当肿块生长较大时，其周边存在肺动脉供血，甚至以肺动脉供血为主。通过 CT 血管期成像可以直观地评价肺癌血供来源、肿瘤血管，进一步定性诊断分析。CT 增强扫描在研究肺癌瘤内血管的同时，还可测定强化程度，间接反映肿瘤内的微血管密度。发生肺癌时，相关的供血动脉增粗、分支增多，也就是瘤前血管增粗、增多，但本身无特异性，只提示病变的血供增加，供血血管进入瘤体，形成瘤血管：蚓状、斑点状、网状及血糊状染色，缺乏血管由近及远的逐渐变细，而是粗细不等、远侧比近侧增粗，与正常血管相反，未见于良性肺病变，是肺癌高特异性的影像学表现，有助于肺癌的定性诊断（图 5-29、图 5-30）。与瘤血管的扩张相反，肺动脉分支在肿块内部无扩张或增多，肺动脉受侵而供血减少，表现为残根征或截断征、侵蚀狭窄等，炎性病灶等良性病变中无此征象，具有很高的肺癌诊断特异性（图 5-31）。有研究发现，支气管动脉和肺动脉混合供血，肿瘤在肺动脉期出现强化；还有见肺动脉分布于肿瘤表面或进入肿瘤，并在主动脉期强化但未见明确支气管动脉供血，甚至见肿瘤周边由新生的肺动脉血管供血，而大部分肿瘤实质有多支支气管动脉供血。掌握肺癌的血供特点，对诊断及治疗方式选择尤其是介入治疗有重要意义。

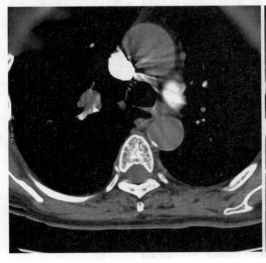
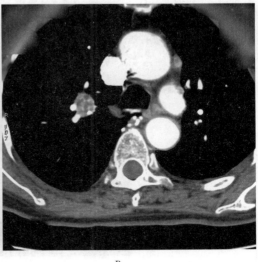

A B

图 5-29　炎性结节 CT 表现

注　患者女，76 岁，炎性结节，结节边缘似见细毛刺。A. 肺动脉早期边缘扩张肺动脉影；B. 主动脉期中心粗细及分布均匀的血管影。

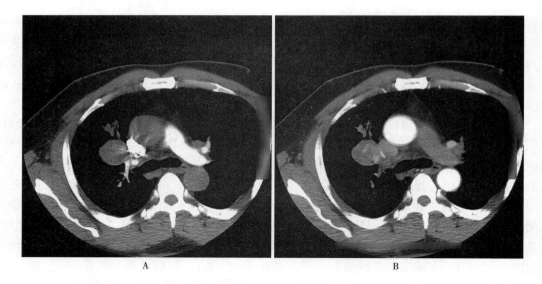

图 5-30　黏液表皮样癌 CT 表现

　　注　患者男，50 岁，黏液表皮样癌，结节表面光滑，无明显分叶及毛刺。A. 肺动脉期结节内无血管影；B. 主动脉期粗细和分布不规则血管影。

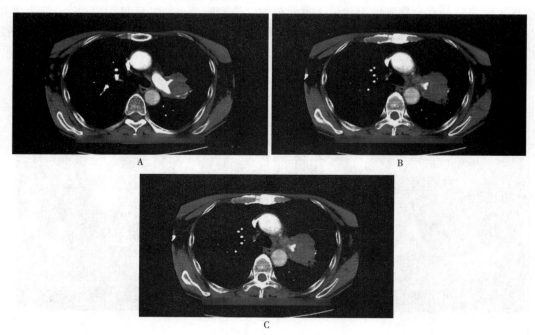

图 5-31　黏液腺癌 CT 表现

　　注　患者男，64 岁，左肺门肿块，黏液腺癌，肺动脉期肿块内的肺动脉侵蚀狭窄，主动脉期肿块内瘤血管影顺序出现（A、B、C）。

（一）从强化方式分析

　　炎性病变与周围型肺癌的影像学征象有重叠：炎性肿块多表现为不均匀或环状强化，3 cm 以下的肺癌多为均匀强化；3 cm 以上的肺癌也可以不均匀强化。

（二）从强化值分析

肺癌的新生小血管多，代谢旺盛，所以都有以下表现。

（1）强化幅度大（20~60 HU）。

（2）时间—密度曲线上升速度快，峰值维持时间长。

（3）血流灌注高。

（4）85% 的病灶最终为均质强化。多数研究认为小于 15 HU（实质期）的肺结节强烈提示良性而不管其形态学如何。但极少数少血供肺癌的 CT 增强值可 <20 HU，多血供时 CT 增强值可高达 165.3 HU，故鉴别诊断确有困难时，应结合其他的检查手段。

（三）血管征象

血管征象以薄层块的最大密度投影（MIP）、容积显示（VR）及多平面重建（MPR）显示最好，这些后处理技术对病灶显示直观、立体感强，能补充横断面图像的不足，从不同方面显示病灶的特征，对病变的定位及定性有很大的帮助，在早期肺癌的检出及定性诊断中有重要的作用（图 5-32 ~ 图 5-34）。

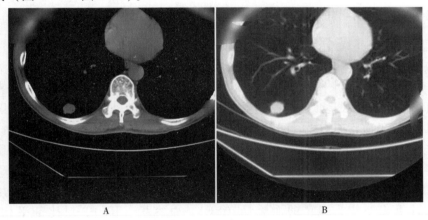

图 5-32　腺癌结节 CT 表现 1

注　患者男，57 岁，腺癌结节，近圆形实性小结节，内见空泡，表面似较光滑。

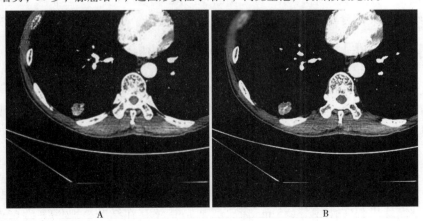

图 5-33　腺癌结节 CT 表现 2

注　患者男，57 岁，腺癌结节，增强结节内粗细不均匀的肿瘤血管影。

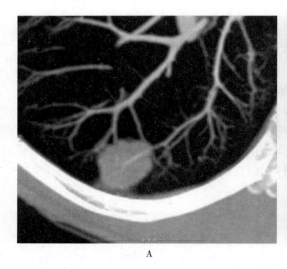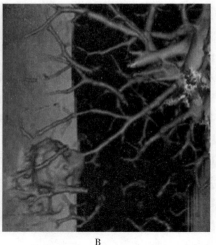

A   B

图 5-34　腺癌结节 CT 表现 3

注　患者男，57 岁，腺癌结节。A. MIP；B. VR 显示其表面不规则并胸膜受侵。

（四）肺结节 CT 增强的方法及要求

（1）双期增强血管造影分析的要求：双期比多期及灌注增强简单、真实而实用，直观表达，易于常规应用。要求体、肺 2 个循环的血管处于对比良好的情况下获得造影成像。这种称为"血管期"的要求是此期对比剂主要在血管内可达到最好的血管显示效果。不同机型甚至相同机型 CT 血管期扫描时间差异区间较大，具体研究使用较重要；附加Ⅰ期 70 秒左右的实质期扫描，反映病变强化的峰值期，看对比剂进入血管外间隙的量和滞留情况。

（2）多期、动态增强扫描及灌注增强的时间分辨力较双期高，尤其是动态及灌注增强可获得感兴趣区的时间—密度曲线，较准确地反映结节血供特点；根据该曲线利用不同的数学模型算法计算出组织、器官的血流量（BF）、血容量（BV）、对比剂平均通过时间（MTT）、对比剂峰值时间（TTP）以及表面通透性（PS）等参数，用以评价局部组织的血流灌注量的改变，从而获得组织功能的变化信息。双源及 320 排 CT 容积覆盖范围大，扫描时间短，X 线剂量大幅度减低，后处理功能更加方便快捷，其灌注增强更实用有效。

五、肺亚（非）实性结节 CT 征象上的特殊性

（一）与实性结节相比，非实性结节在征象上的特殊性

（1）结节 <3 cm 者居多，以圆形和类圆形较多，≥3 cm 的病灶可形态不规则。

（2）边界：由于此类病灶即使是恶性，其侵袭性也很低，所以结节边缘可毛糙，但毛刺的发生率很低。分叶征仍是诊断恶性病灶的主要依据。

（3）密度：纯磨玻璃密度影（pGGO）的结节 <1 cm 者恶性率较低，≥1 cm 者在随访过程中如结节变大、内部实性成分增多，则恶性率很高，但即使是恶性也是原位癌较多。mGGO 尤其是病灶内部实性成分 ≥5 mm 者，只要是持续存在结节，恶性率为 65% 以上。因此，只要是 mGGO 3 个月随访没有消失的，都应考虑恶性可能，建议手术治疗。

（4）非实性结节内部空泡征、支气管征及结节征的发生率远高于实性结节，对诊断帮

助很大，但对这 3 个征象的正确认识和判断非常重要。

（5）mGGO 内部实性成分增强后与实性结节一样，恶性病灶大多有明显强化。

（6）瘤周改变。

胸膜凹陷征仍是诊断肺癌的主要依据，在非实性结节中出现率与实性结节相仿。

（二）肺内亚（非）实性结节的临床处理

随着 CT 设备分辨力的提高和普通人群体检意识的增强，越来越多的肺内非实性结节能够被发现，但其临床检查和处理方法并不规范。一是认识不足，检查不到位，误诊漏诊较多；二是认识错位，造成过度检查、过度诊断以及过度治疗，由此会造成患者更多的经济负担，而且电离辐射是致癌的危险因素之一。鉴于此，Fleischner 学会继 2005 年推出肺内实性结节的诊断处理指南之后，在综合了大量文献及世界心胸方面影像及临床专家的意见后，又推出了肺内非实性结节的诊断和处理推荐意见，并发表于 2013 年 1 月的 Radiology 上，进一步补充 Fleischner 学会之前公布的关于偶然发现的肺实性结节的处理指南。非实性肺结节与实性结节的处理指南有一个区别在于该指南没有同以往那样将吸烟个体与已戒烟的患者或从不吸烟者相区分，部分原因在于腺癌在年轻人和无吸烟史人群中的发生率持续增加；并在非实性肺结节处理指南中提出了多发结节的处理。

Fleischner 学会肺内非实性结节的推荐处理指南对于首次发现肺内非实性结节 3 个月随访的依据是：①有部分病变可在 3 个月后吸收消散，这样的病灶可中断随访，解除警报；② 3 个月随访对于大多数表现为非实性结节的肺癌患者来说，由于其倍增时间很长，所以 3 个月的时间不会影响其预后，不存在耽误治疗的问题；③对于有些倍增时间短、生长速度较快的肿瘤，3 个月的时间也不算太长，可及时发现、及时处理，不至于影响其治疗及预后。多学科的推荐意见对肺非实性结节的随访时间是以循证医学为依据的。如对单发 <5 mm 的 pGGO 不需随访，对多发 <5 mm 的 pGGO 第 2 年及第 4 年随访；对 ≥5 mm 单发或多发的 pGGO 每年随访 1 次。虽然国际上证实这些随访时间有效、合理，但我国患者不易接受，主要是我国医疗环境特殊，患者焦虑情绪也较严重。因此，在具体操作过程中可适当缩短随访周期，如果没有变化，再逐渐延长随访时间。对于多发性肺非实性结节，如果有病灶出现以下表现，则称为特别突出的病灶，应予以积极的外科处理。①部分实性结节，特别是那些实性成分 >5 mm 的 GGO。② >10 mm 的 pGGO。③具有毛刺轮廓、空泡征或网格征的不典型部分实性结节。④pGGO 或内部实性成分 <5 mm 的部分实性结节，若随访过程中出现病灶大小或密度变化。⑤非实性结节出现其他任何浸润性病灶特征均要高度怀疑恶性。

六、美国国立综合癌症网络(NCCN) 的 LDCT 筛查肺结节随诊方案

2013 年美国国立综合癌症网络（NCCN）提出的 LDCT 筛查肺结节随诊方案与之前 Fleischner 学会关于肺结节随诊指南相比，可能更简明实用一些。

七、国际多学科的肺腺癌新分类

临床发现，越来越多的肺非实性结节经病理证实为周围型腺癌。国际肺癌研究学会（IASLC）联合美国胸科学会（ATS）和欧洲呼吸病学会（ERS），基于病理相关的影像学和临床行为的观察，以及肿瘤科医师应用和研究肿瘤治疗新方案（包括分子靶向治疗）的需要，综合临床表现、影像学表现，以及分子生物学、外科学、病理学特点，提出了国际多学

科的肺腺癌新分类，这一分类被称为 2011 年 IASLC/ ATS ／ ERS 多学科肺腺癌分类（表5-1）。

表 5-1　2011 年 IASLC/ATS/ERS 多学科肺腺癌分类

Ⅰ. 浸润前病变

· 不典型腺瘤样增生（AAH）

· 原位腺癌（AIS）（即≤3 cm 先前的细支气管肺泡癌）

非黏液型

黏液型

黏液/非黏液混合型

Ⅱ. 微浸润性腺癌（MIA）贴壁鳞屑样生长为主型肿瘤

·直径≤3 cm，且浸润灶≤5 mm

·非黏液型

·黏液型

·黏液/非黏液混合型

Ⅲ. 浸润性腺癌（I-ADC）（即先前的非黏液性细支气管肺泡癌的生长模式，且浸润灶 >5 mm）

· 腺泡为主型

·乳头为主型

·微乳头为主型

·实性为主型，伴黏液产生

Ⅳ. 浸润性腺癌变异（亚）型

·黏液腺癌（即先前的黏液型细支气管肺泡癌）

·胶样型

·胎儿型（低级别和高级别）

·肠型

肺腺癌 2011 年国际新分类对基于 CT 表现的处理指南的形成具有直接指导意义，此分类取消了细支气管肺泡癌和混合型肺腺癌，并体现了从 AAH→AIS→MIA→ADC 的肺腺癌直线发展方式，对肺腺癌的正确认识、分层处理、改善预后有非常重要的意义。

八、肺纯磨玻璃结节的 CT 研究进展

按照国际多学科的肺腺癌新分类，纯磨玻璃结节（pGGN）的病理类型包括非典型腺瘤样增生（AAH）、原位癌（AIS）、微浸润腺癌（MIA）及浸润性腺癌（I-ADC）。pGGN 的清晰显示对扫描及后处理技术具有较高的要求，GGN 的定义已经明确说明 HRCT 更有利于该病灶的显示，尽管普通 CT 扫描已具有良好的分辨力，但大部分 pGGN 在 5 mm 层厚 CT 影像上往往显示欠清，甚至不显示，Fleischner 指南中提到，在厚层 CT 影像上，由于容积效应等因素的影响，容易把较小的实性结节误认为 GGN，而在 1 mm 的薄层影像上被证实为实性结节。pGGN 的 CT 征象：相比实性结节，磨玻璃结节虽然生长缓慢，但它的恶性率却高于实性肺结节，诊断难度大，尤其是持续存在的纯磨玻璃结节，由于缺乏特异征象，其诊断难度更高，且与早期肺癌相关性较大，故对纯磨玻璃结节的 CT 研究具有重要的临床价值。多

项研究认为 pGGN 的大小与其是否为侵袭性存在一定的关系，若 pGGN 直径 >10 mm，应考虑其具有侵袭性可能。随访过程中如结节变大、内部实性成分增多，则恶性率很高，但即使是恶性也是原位癌较多。Fleischner 学会非实性肺结节处理指南给出的 pGGN 建议为直径 <5 mm 不需要随访，但有关的大样本研究显示其不短于 5 年的随访中 10% 的 pGGN 会生长，1% 会变成 MIA 或 I-ADC，其中部分结节从初次 CT 检出到出现实性成分的平均时间为 3.6 年，因此，建议对于 <5 mm 及以下的 pGGN 的首次复查时间为 3.5 年。

九、肺癌的低剂量 CT 筛查

肺癌是世界范围内患病率和病死率最高的恶性肿瘤。尽管近年来在治疗方面取得了一定进展，但是目前肺癌 5 年生存率仅为 15% 左右，预后仍无明显改观。目前，我国在低剂量 CT 筛查肺癌方面的研究还较少，筛查中检出肺癌的影像学资料相对缺乏。自 20 世纪 90 年代起，随着胸部低剂量 CT（LDCT）技术的发展，肺癌筛查研究进入 LDCT 时代。1990 年 Naidich 等提出了肺部低剂量这一概念，认为在低电流（20 mAs）的情况下，尽管影像噪声及纵隔伪影增加，但仍可以显示正常肺部解剖结构及病变特点。多年来国内外很多医疗机构致力于通过筛查来实现肺癌的早期诊断、早期治疗，并最终降低病死率。全球著名的肺癌筛查研究项目有多项，2011 年，美国国家肺癌筛查实验（NLST）随机对照研究结果显示，与 X 线胸片相比，高危人群采用低剂量 CT（LDCT）筛查可使肺癌病死率下降 20%。CT 扫描对肺部疾病的检出具有明显的优势，然而与 X 线检查相比，CT 属于高辐射检查，对人体的健康构成威胁，如何在低辐射剂量的情况下保证满意的检出结果已经成为目前急需解决的问题。降低辐射剂量的方法如下。

（一）增加螺距

螺距加大实际上是减少了扫描时间，然而螺距加大后易遗漏磨玻璃密度的小病灶。

（二）降低管电压

X 线的质由管电压决定，降低管电压可以影响辐射剂量，降低管电压使辐射剂量下降的同时也使 X 线质量降低，其后果是射线的穿透力降低，吸收的辐射比例增加，导致患者接受辐射和影像质量之间的关系破坏。

（三）降低管电流

近年来，得益于计算机技术的飞速进步，重建算法的改进成为 CT 低剂量研究的一个重要方向。常用的 CT 图像重建算法主要有解析算法（AR）和迭代算法（IR）两类。作为解析算法的代表，传统滤波反投影（FBP）算法，一直都被作为 CT 图像重建方法的基础和"金标准"，该算法运算速度快，但对成像过程做了很多简化模拟，易受统计波动的影响，图像噪声较大，对 CT 的辐射剂量也要求较高。迭代算法可以弥补 FBP 算法所固有的问题。有临床研究证实，第一代统计迭代重建技术在保证同样图像质量和相似重建速度的前提下，剂量可以降低 30% ~65%，迭代重建技术与传统滤波反投影（FBP）比较，可以明显降低噪声，提高影像质量，满足诊断要求，相对于 FBP 具有明显的优势，但目前它的应用与临床实践时间还不是很长，有待进一步的临床验证，另外，迭代重建的图像的性质也还需要临床医生习惯和进一步探索。

十、LDCT 肺癌筛查的价值和争议

（一）价值

（1）检出更多、更早的肺癌，降低肺癌病死率。

（2）可同时检出其他疾病，如 COPD 的早期诊断和早期干预，冠状动脉钙化可作为一个独立因素预测全因病死率及心血管疾病，筛查中还可发现其他异常如肺间质性病变、甲状腺病变、乳腺结节等，都会给被检者带来益处，这也直接增加了 LDCT 筛查的应用价值。

（二）主要争议

（1）较高的假阳性率：有效而准确定义阳性结节的阈值可降低假阳性率。对 LDCT 发现的结节采用恰当的随诊策略也是目前影像筛查降低其假阳性率的重要手段，并且是目前及将来仍需研究的重要内容。

（2）过度诊断也是目前 LDCT 肺癌筛查的争议之一。

（3）辐射剂量：LDCT 平均辐射剂量为 0.61 ~ 1.50 mSv，美国医学物理师协会认为如果影像学检查的单次剂量在 50 mSv 以下、短期内多次累积剂量在 100 mSv 以下时被认为可能是安全的。

（4）成本效益：我们建议具备综合实力的国内医疗机构积极地在开展 LDCT 肺癌筛查以推动中国肺癌筛查研究的不断前行以及筛查方案的不断完善。

（王军伟）

第六章

神经系统疾病的 CT 诊断

第一节　颅内肿瘤

一、脑膜瘤

脑膜瘤 90%~95% 为良性，占颅内肿瘤的 13.4%，仅次于胶质瘤，居第 2 位，发病的高峰年龄在 45 岁。女性发病多于男性，男女之比为 1∶2。脑膜瘤起源于脑膜及脑膜间隙的衍生物，大部分来自蛛网膜帽状细胞，其好发部位与蛛网膜纤毛分布情况相平行，多分布于矢状窦旁、大脑凸面、蝶骨嵴、鞍结节、嗅沟、桥小脑角和小脑幕等部位。恶性脑膜瘤的生长特性、细胞形态具有恶性肿瘤的特点，并且可以发生转移。

（一）临床表现

（1）脑膜瘤生长缓慢，病程长，颅内压增高症状多不明显，常因肿瘤生长缓慢、瘤体长得很大而临床症状轻微，出现早期症状平均要 2.5 年。

（2）局灶性症状，常以头痛和癫痫为首发症状。根据肿瘤部位不同，还可出现视力、视野、嗅觉或听觉障碍及肢体运动障碍等。

（3）常引起邻近的颅骨增生、受压变薄或破坏，甚至穿破骨板，使头皮局部隆起。

（二）脑电图检查

多为局限性异常 Q 波、慢波为主，背景脑电图的改变较轻微。脑膜瘤的血管越丰富，δ 波出现越明显。

（三）X 线检查

（1）脑膜瘤易引起颅骨的各种改变，头颅平片的定位征出现率可达 30%~60%。

（2）颅骨内板增厚，骨板弥漫性增生，外板骨质增生，呈针状放射。

（3）局部骨板变薄和破坏的发生率为 10% 左右。

（4）颅板的血管压迹增多。

（四）脑血管造影

（1）脑膜血管多为粗细均匀、排列整齐的小动脉网，动脉管腔纤细，轮廓清楚，呈包绕状。

（2）肿瘤同时接受来自颈外、颈内动脉或椎动脉系统的双重供血。

（3）可见对比剂在肿瘤中滞留和肿瘤染色。

（4）肿瘤周围脑血管呈包绕状移位。

（五）MRI 检查

（1）肿瘤内可见流空血管影。

（2）T_1WI 肿瘤周边可见假包膜形成的低信号环。

（3）增强时瘤体常呈均匀强化，并可见"脑膜尾征"（"dural tail 征"），即与瘤体相连的硬脑膜呈窄带状强化。

（六）CT 检查

（1）CT 平扫见类圆形稍高密度、边缘清楚、具有脑外病变特征的肿块。

（2）"广基征"：肿瘤以广基与骨板、大脑镰或天幕密切相连。骨窗像见骨板骨质增生或受压变薄，偶见骨破坏。

（3）瘤内可见砂粒样或不规则钙化（10%～20%），也可发生坏死、出血和囊变。

（4）增强扫描肿瘤多呈均匀一致性中度增强，瘤周水肿程度不一，占位效应明显。

（5）恶性脑膜瘤少见，肿瘤生长迅速，具有明显的侵袭性，瘤周水肿较明显。

（6）鉴别诊断：①位于脑室内的脑膜瘤多位于侧脑室三角区，易被误认为胶质瘤，但后者密度多不均匀，边界多不规则；②脑室内脉络丛乳头状瘤表现有时与脑膜瘤极为相似，但前者可引起未阻塞部分或阻塞远端发生脑积水，并常见肿瘤悬浮在脑脊液中。

二、蝶鞍区病变

（一）垂体腺瘤

垂体腺瘤是常见的良性肿瘤，约占颅内肿瘤的 10%，居第 3 位。成年人中男女发病率相等，但分泌催乳素（PRL）的微腺瘤多为女性发病。垂体腺瘤近年来有增多趋势，特别是育龄妇女。肿瘤对人体的危害主要包括：①垂体激素过量分泌引起一系列的代谢紊乱和脏器损害；②肿瘤压迫使其他垂体激素低下，引起相应靶腺的功能低下；③压迫蝶鞍区结构，引起相应功能障碍。

垂体腺瘤在大体形态上可分为：微腺瘤（直径 <1.0 cm）、大腺瘤（直径 >1.0 cm）和巨大腺瘤（直径 >3.0 cm）。根据垂体腺瘤形态和功能相结合新的分类为：①催乳素（PRL）细胞腺瘤；②生长激素（GH）细胞腺瘤；③促肾上腺皮质激素（ACTH）细胞腺瘤；④促甲状腺素细胞腺瘤；⑤促性腺激素细胞腺瘤；⑥多分泌功能细胞腺瘤；⑦无内分泌功能细胞腺瘤；⑧恶性垂体腺瘤。

1. 临床表现

（1）不同垂体腺瘤的临床表现。

1）催乳素细胞腺瘤：约占垂体腺瘤的 31%，主要以催乳素增高、雌激素减少所致闭经、溢乳、不育、男性乳房发育和性功能减退为临床特征。

2）生长激素细胞腺瘤：约占垂体腺瘤的 15%，由于生长激素持续分泌过多，在青春期前表现为巨人症，成人则表现为肢端肥大症。

3）促肾上腺皮质激素细胞腺瘤：占垂体腺瘤的 5%～10%，过多的 ACTH 引起皮质醇增多症（库欣综合征），出现向心性肥胖、皮肤黑色素沉着等。

4）无内分泌功能细胞腺瘤：占垂体腺瘤的 20% ~35%，多见于中年男性和绝经后女性。当肿瘤生长较大时，压迫视交叉和垂体组织则出现头痛、视力障碍和垂体功能低下。

（2）头痛：早期约 2/3 的患者出现头痛，呈间歇性发作。当肿瘤突破鞍膈时疼痛则可减轻或消失，出现高颅压时头痛剧烈。

（3）视力、视野障碍：肿瘤较大时，60% ~80% 的患者会出现不同视功能障碍，典型者多双颞侧偏盲。随着肿瘤的增大，依次出现颞下、鼻下、鼻上象限受累，以致全盲。

（4）其他神经和脑损害：尿崩症、精神症状和颅内压增高等。

2. 内分泌检查

应用内分泌放射免疫超微测量法发现催乳素、生长激素和促肾上腺皮质激素等水平升高。

3. X 线检查

对诊断垂体腺瘤十分重要，可见蝶鞍扩大，鞍底下移或呈双底，后床突骨质吸收和破坏。

4. MRI 检查

对垂体微腺瘤的诊断优于 CT，垂体内常见低信号区，并见垂体上缘饱满、垂体柄和神经垂体的移位。

5. CT 检查

（1）垂体大腺瘤。

1）CT 平扫见鞍内及鞍上池处圆形或类圆形等密度（63%）或稍高密度（26%）肿块。

2）肿瘤密度多较均匀，少数因坏死、囊变和钙化而致密度不均，钙化少见，为 1% ~14%。

3）增强扫描肿瘤呈均匀性或环形中度强化。

4）肿瘤向上生长，突破鞍膈，在冠状位上为哑铃状，称为"束腰征"，肿瘤大时向上侵犯鞍上池和视交叉，向下侵犯蝶窦，向两侧侵犯海绵窦。

5）鉴别诊断：①颅咽管瘤和囊性垂体腺瘤不易鉴别，但前者典型者呈蛋壳样钙化灶，后者钙化少见，在冠状位图像上，如肿瘤基底部紧贴鞍底或鞍底骨质受侵，多为垂体腺瘤；②鞍区脑膜瘤多在鞍上，具有"广基征"和砂粒样钙化，邻近骨质增厚对两者鉴别很有帮助。

（2）垂体微腺瘤（图 6-1）。

1）直接征象：增强早期在垂体腺中出现类圆形、边界较清、局限性低密度区。延迟扫描微腺瘤呈等密度或高密度，所以扫描时间要早。

2）间接征象：具体如下。①垂体高度异常，垂体腺瘤 40% ~82% 有垂体高度增加（垂体正常高度：男性 <7 mm，女性 <9 mm）。但正常高度的垂体内发现微腺瘤也并不少见。②垂体上缘膨隆：78% ~84% 的病例可见此征象。膨隆可以居中，但偏侧更有意义（必须注意青年女性正常垂体上缘可轻度隆起，垂体高度可达 10 ~12 mm）。③垂体柄偏移，占 18% ~32% 的病例。④一侧鞍底局限性下陷或骨质改变（58% ~63%）。⑤"血管丛征"（"tuft 征"），动态 CT 扫描时，肿瘤使垂体内毛细血管床受压、移位，称为血管丛征。垂体毛细血管床表现为圆形血管丛，位于中线，在垂体柄前，直径 3 ~4 mm，有的分散在垂体上

方，表现为一平行的带状影。⑥鉴别诊断，空泡蝶鞍简称空蝶鞍，是指蝶鞍孔扩大或鞍膈缺损，蛛网膜和脑脊液疝入鞍内，多位于垂体前方，在 CT 上表现为蝶鞍扩大、骨质改变。鞍内见水样密度影与鞍上池直接相通，其内可见垂体柄，增强低密度周边无强化。囊性垂体腺瘤与蛛网膜下隙不通，增强时周边可见强化。

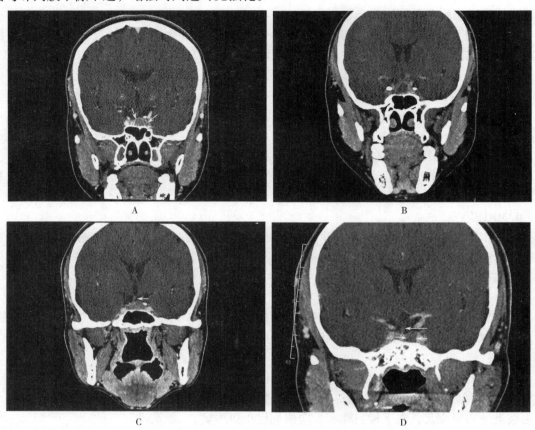

图 6-1 垂体微腺瘤 CT 表现

　　注　A. 增强扫描冠状位：于垂体腺偏左见一类圆形局限性低密度区（箭头），其上缘稍膨隆；B. 增强扫描冠状位：垂体腺内较大类圆形低密度区，垂体高度较明显增加，相应鞍底骨质显示吸收变薄；C. 增强扫描冠状位见垂体上缘明显膨隆，垂体腺偏左，密度略低，垂体柄稍向右移（箭头）；D. 增强扫描冠状位见垂体腺偏左局限性低密度区（短箭头），局部上缘稍显膨隆，垂体柄明显右移（长箭头）。

（二）拉特克（Rathke）囊肿

　　拉特克囊肿是起源于垂体 Rathke 囊的先天性发育异常，又称垂体囊肿、上皮黏液囊肿、上皮样囊肿和垂体胶样囊肿等。胚胎期的垂体 Rathke 囊大多数退化消失，只有个别的没有退化，形成拉特克囊肿。在 13% ～22% 的尸检中，垂体远部和中间部可发现拉特克囊肿。多见于中年女性，男女发病之比为 1 ∶ 2。

　　1. 临床表现

　　（1）大部分患者无症状，有症状者仅占颅内肿瘤患者的 1%，以头痛、视力障碍、闭经、性欲减退等为主。

（2）临床上垂体拉特克囊肿术后很少复发，预后良好，而囊性颅咽管瘤容易复发，预后不良。

2. MRI 检查

MRI 信号多样，通常在 T_1WI 表现为低信号、高信号或等信号，T_2WI 常为高信号，其信号变化主要取决于囊液中的蛋白质浓度和继发出血的时间。

3. CT 检查

（1）拉特克囊肿形状多为圆形、卵圆形，边缘清晰，无分叶。

（2）大多数病例中蝶鞍是不扩大的。

（3）CT 平扫多表现鞍内及鞍上圆形囊性低密度区，多为均匀低密度，有时接近脑脊液，少数为等密度或高密度，多为囊液内蛋白含量较高或继发出血引起，囊壁边缘清楚，可出现钙化。

（4）增强后囊肿一般不强化，当并发感染时，囊壁增厚，并可强化。

（5）少数患者出现强化可能是由于残余垂体组织或周围组织受压引起的炎性反应，导致反应性血管增生。

（6）鉴别诊断：应与以下疾病鉴别。①囊性颅咽管瘤多为青少年发病，病变多位于鞍上向鞍内生长，有时与鞍底存在一定距离，而拉特克囊肿主体均位于鞍内并向鞍上生长，颅咽管瘤囊壁钙化概率明显高于拉特克囊肿。②垂体腺瘤的特征性表现为"束腰征"，肿瘤多为实性，增强后实性部分均匀增强。③蛛网膜囊肿，鞍区少见，增强扫描拉特克囊肿位于垂体前、后叶之间或靠近垂体柄前上方，而蛛网膜囊肿使强化的垂体和垂体柄受压，向后下方移位。

（三）空泡蝶鞍综合征

空泡蝶鞍综合征（ESS）简称"空鞍征"，是指蝶鞍被脑脊液所占据，致蝶鞍扩大，垂体受压缩小，临床出现占位症状及内分泌改变的一组综合征。鞍隔唯一开口由垂体柄通过，通常可防止脑脊液进入鞍内，当出现鞍膈先天性缺陷、脑脊液压力升高、鞍区蛛网膜粘连、垂体病变及某些内分泌因素作用时，垂体回缩而致空蝶鞍。原发性空泡蝶鞍综合征中男性略多于女性，年龄在 15~63 岁，以 35 岁以上者居多。

1. 临床表现

（1）临床表现多有头痛、肥胖、视力减退和视野缺损，伴颅内压增高。

（2）少数患者有内分泌失调，以性功能减退为主，也可出现下丘脑综合征，女性月经紊乱、泌乳等。

（3）儿童多见生长激素缺乏所致身材矮小、骨骼发育不良和甲状腺功能低下等表现。

2. X 线检查

显示蝶鞍扩大，呈球形或卵圆形。蝶鞍骨质多有吸收，蝶鞍背、后床突可近于消失，颅骨其他结构可有轻度骨质吸收，此与慢性颅内压增高有关。

3. MRI 检查

垂体组织受压变扁，紧贴于鞍底，鞍内充满水样信号之物质，垂体柄居中，鞍底明显下陷。

4. CT 检查

（1）CT 平扫见鞍内水样低密度区，增强后无强化。

（2）横断面图像可显示扩大的垂体窝，窝内垂体萎缩，充满低密度的脑脊液。

（3）冠状位图像见扩大的蛛网膜下隙占据蝶鞍上方，垂体受压，可伴蝶鞍扩大。

三、松果体区肿瘤

主要分为生殖细胞肿瘤（75%）和松果体细胞肿瘤（25%）两大类。前者以生殖细胞瘤最常见，其次为畸胎瘤（包括恶性畸胎瘤），而内皮窦瘤和原发于颅内的绒毛膜上皮癌极为少见；后者指发生于松果体实质细胞的肿瘤，包括松果体细胞瘤和松果体母细胞瘤。

（一）生殖细胞肿瘤

生殖细胞肿瘤的发病率占颅内肿瘤的 0.5% ~ 2.0%，多见于松果体区及鞍上。生殖细胞瘤占生殖细胞肿瘤的 65%，也是松果体区最为常见的肿瘤，占松果体区肿瘤的 50% 以上，发病年龄高峰为 12 ~ 14 岁，平均年龄 10 岁，男女发病之比为 2.24 : 1。肿瘤为高度恶性，浸润性生长，可引起种植性和远处转移。发生在松果体区者以男性占绝大多数，位于鞍上者则以女性较为多见。

畸胎瘤和恶性畸胎瘤构成肿瘤的内容十分广泛，通常由 2 个胚层甚至 3 个胚层来源的组织构成，占颅内肿瘤的 0.5% ~ 1.0%，常见于 20 岁以下的男性少年及儿童。约半数位于松果体区，其次见于鞍区、脑室脉络丛及桥小脑角等部位，恶性畸胎瘤边界可不清楚，诊断取决于肿瘤是否伴有生殖细胞瘤及绒毛膜上皮癌的成分。

1. 临床表现

（1）颅内压增高：早期即可出现，患者可有头痛、呕吐、视神经盘水肿及视力减退、展神经麻痹等症状。

（2）邻近结构受压征。

1）帕里诺（Parinaud）综合征：眼球上下运动障碍、瞳孔散大或不等大。

2）听力障碍：出现耳鸣及听力减退。

3）共济障碍：出现躯干性共济障碍及眼球震颤，表现为步态不稳、协调动作迟缓及龙贝格（Romberg）征阳性。

4）下丘脑损害：主要表现为尿崩症，少数可出现嗜睡等。

（3）内分泌紊乱症状：性征发育紊乱，主要为性早熟。

2. 脑脊液检查

本瘤易发生肿瘤细胞脱落。

3. 肿瘤标志物检测

血清及脑脊液中的甲胎蛋白（AFP）和人绒毛膜促性腺激素（hCG）升高，并可作为疗效评定及复发监测的重要手段。

4. X 线检查

主要表现为颅内压增高征象及松果体区异常钙化，10 岁以下的儿童出现松果体区钙化斑或 10 岁以上其直径超过 1 cm 者，应高度怀疑松果体区肿瘤的可能性。

5. CT 检查

（1）生殖细胞瘤（图 6-2）。

1）平扫见松果体区或第三脑室后部见卵圆形或不规则形边界清楚的等密度或稍高密度肿块。

2）松果体钙化增大，且被包埋于瘤块之中是此瘤的特征性表现，肿瘤本身也可见小结节状及斑点状钙化，平扫钙化率显示可达 70% 左右。

3）肿瘤易沿脑脊液通道发生种植性转移，室管膜受累可见其明显增厚，且厚薄不均。

4）增强扫描肿瘤多呈均匀性中度强化，少数瘤体因坏死、囊变，呈不均匀强化。瘤周常无水肿。

5）具有恶性特征的生殖细胞瘤则常形态不规则、密度不均、边界不清，常沿脑室壁蔓延生长，并可侵犯周围脑组织。

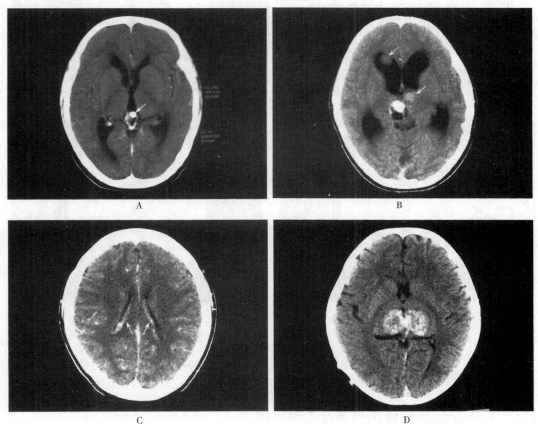

图 6-2　生殖细胞瘤 CT 表现

注　A. 增强扫描见松果体区松果体钙化增大（箭头），且部分被包埋于强化瘤体之中，幕上脑室稍显扩大、积水；B. 增强扫描见松果体区不均匀强化病灶，且见松果体钙化增大，另见两侧侧脑室前角球形种植性转移灶（箭头）；C. 增强扫描见两侧侧脑室体部室管膜明显增厚、强化，且厚薄不均（箭头）；D. 增强扫描见两侧丘脑、松果体区及第三脑室后部不均匀强化较大肿块。

（2）畸胎瘤（图 6-3）。

1）平扫见类圆形或分叶状肿块，密度不均匀，边界清楚。

2）囊性者囊液 CT 值为 -20 HU 左右。

3）瘤内可见脂肪、钙化灶，有时可见具有特征性的高密度骨骼或牙齿样结构。

4）肿瘤的实性部分增强时表现为不同程度强化。

5）恶性畸胎瘤实质部分多，肿瘤边界不清，强化时实性部分明显强化，且不规则。

6）鉴别诊断：生殖细胞瘤密度较高且均匀，极少囊变，且无脂肪成分。

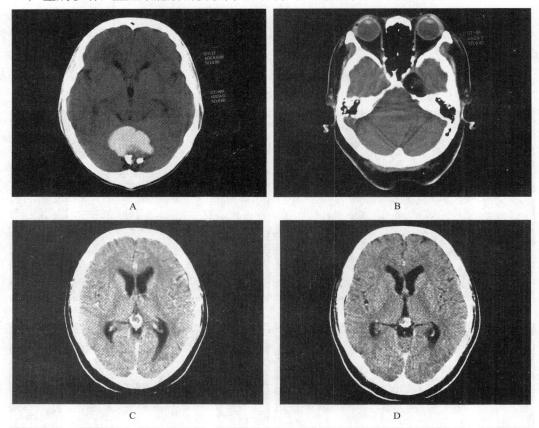

图 6-3　畸胎瘤 CT 表现

注　A. CT 平扫见后颅窝中线分叶状高密度肿块，其后缘见多发钙化灶；B. CT 平扫见左颞叶底部近中线处混杂密度病变，其内含较多脂肪成分；C、D. 增强扫描见松果体区类圆形含多发钙化的球形肿块。

（二）松果体细胞瘤和松果体母细胞瘤

松果体细胞瘤和松果体母细胞瘤发病率很低，年龄分布较广，松果体细胞瘤多见于成人，儿童多为松果体母细胞瘤，男女发病率基本相等，肿瘤恶变后易沿脑脊液循环播散，形成蛛网膜下腔种植。

1. 临床表现

（1）颅内压增高：早期易发生梗阻性脑积水及颅内压增高。

（2）邻近脑受压征。

1）眼征：眼球向上下运动障碍、瞳孔散大或不等大等。

2）听力障碍：双侧耳鸣和听力减退。

3）小脑征：躯干性共济失调及眼球震颤。

4）下丘脑损害：表现为尿崩症、嗜睡和肥胖等。

（3）内分泌症状：表现为性征发育停滞或不发育。

（4）其他症状：松果体细胞瘤和松果体母细胞瘤可发生沿脑脊液循环播散性种植。

2. X 线检查

多数患者可显示颅内压增高，病理性钙化少见，此特点有别于该部位好发的生殖细胞瘤和畸胎瘤等。

3. CT 检查

（1）松果体细胞瘤。

1）CT 平扫见第三脑室后方松果体区圆形或卵圆形等密度或稍高密度肿块。

2）松果体钙化常被推挤后移。

3）瘤体大多密度均匀，边缘清楚，无水肿，少数瘤内偶见不规则钙化斑。

4）肿瘤可造成第三脑室后部受压，并呈"杯口状"局限性扩大、前移。

5）增强扫描多呈均匀强化。

（2）松果体母细胞瘤。

1）高度恶性肿瘤，常有坏死和出血。

2）CT 平扫见第三脑室后部卵圆形或不规则形混杂密度肿块，边界不清。

3）强化常不均匀或呈环形增强。

4）松果体细胞瘤和松果体母细胞瘤均可发生脑室系统的播散性转移。

（3）鉴别诊断：生殖细胞瘤松果体钙化常被肿瘤所包埋，肿瘤本身也可见钙化，而松果体瘤松果体钙化常被推挤后移，瘤体内偶见钙化，松果体母细胞瘤并常见坏死和出血。

（胡建敏）

第二节　脑血管病变

一、脑出血

脑出血是指脑实质内的出血。按病因分为外伤性和非外伤性两类，后者又称为原发性或自发性脑出血，为脑内的血管病变、坏死、破裂而引起的出血，如高血压、动脉瘤、血管畸形、血液病和脑肿瘤等。以高血压性脑出血最为常见。

高血压性脑出血，其发生率约占脑出血的 40%，发病率在脑血管疾病中仅次于脑梗死，占第 2 位，但病死率却占脑血管病的首位。多见于 50 岁以上成人，男女发病率相似。一般认为是在原发性高血压和脑动脉硬化的基础上，在血压骤升时引起脑小动脉破裂所致：出血部位多见于基底节，约占脑出血的 2/3，其次为丘脑、脑干、小脑，也可见于大脑半球脑叶。脑出血一般分为急性期、亚急性期和慢性期。血肿及周围脑组织在不同时期的 CT 表现与血肿形成、吸收与囊变 3 个阶段的病理过程基本一致。血肿破入脑室，可使血液流入脑室系统和蛛网膜下腔。

（一）临床表现

（1）高血压性脑出血多有高血压病史，常在情绪激动或过度体力活动时发病。

（2）起病急骤，多为突然发病，常有剧烈头痛、频繁呕吐、血压升高、语言不清等，病情发展迅速，很快就出现偏瘫、失语及不同程度的意识障碍，甚至昏迷。

（3）除以上一般表现外，各部位出血还可出现相应的症状和体征，常见的出血部位如下。

1）基底节出血：常累及内囊，可见典型的偏瘫、偏身感觉障碍和偏盲"三偏征"。

2）脑干出血：多见于脑桥出血，常有持续性高热、针尖样瞳孔、面部和四肢瘫痪或交叉瘫，严重的可在数分钟内进入深度昏迷。影响脑干呼吸中枢可出现呼吸不规则，于早期就出现呼吸困难。

3）小脑出血：可引起病侧肢体共济失调，但瘫痪不明显，大量出血压迫脑干，甚至发生枕大孔疝。

4）脑室出血：①脑内血肿破入脑室，往往在起病后 1~2 小时进入深度昏迷，出现四肢抽搐或四肢瘫痪；②可有脑膜刺激症状，双侧病理反射阳性；③呼吸深沉，带鼾声，脉搏快速、微弱且不规则，血压不稳定，体温升高等。

（二）MRI 检查

脑出血的 MRI 信号改变可分为 5 期。

（1）超急性期：MRI 不如 CT，但对于出血 3 天后病程演变的观察则优于 CT。

（2）急性期（<3 天）：血肿在 T_1WI 为等信号，在 T_2WI 为低信号。

（3）亚急性期：在较早阶段 T_1WI 血肿边缘出现环状高信号，由周边开始逐渐向内发展；血肿出现后6~8 天，T_2WI 也呈高信号，从周边向中央扩散。

（4）慢性期（≥15 天）：血肿在 T_1WI、T_2WI 均为高信号，在 T_2WI 上血肿与水肿之间出现低信号环。增强扫描也呈环形强化。

（5）残腔期（>2 个月）：形成一类似脑脊液的囊腔，T_1WI 为低信号，T_2WI 为高信号。

（三）腰椎穿刺检查

如脑出血破入脑室或蛛网膜下隙，脑脊液为血性。

（四）CT 检查

1. CT 平扫

（1）血肿及周围脑实质密度依病期不同表现各异。

1）新鲜血肿表现为脑内边界清楚的高密度区，呈肾形、椭圆形、不规则形，密度均匀，CT 值为 50~80 HU，血肿周围常有一低密度坏死水肿带。

2）发病后 3~7 天，高密度血肿边缘模糊变淡，溶解与吸收逐渐向中心扩展，周围低密度环影增宽，高密度灶向心性缩小，血肿 CT 值下降，1 个月以后形成等密度或低密度灶。

3）2 个月后，血肿完全吸收、液化，形成囊腔，密度与脑脊液相似。

（2）血肿及周围水肿引起占位效应。

1）占位效应与血肿大小、水肿轻重、位置深浅有关，血肿越大，占位效应越明显，可并发脑疝。

2）血肿及周围水肿引起占位效应于 1~4 周内的出现率在 90% 以上，一般在出血后2 周水肿最明显，占位效应最重。

3）2 周后，随着血肿吸收和水肿减轻，占位效应也逐渐缓解。

4）2 个月后，占位效应消失，囊腔缩小，可有邻近脑组织萎缩改变。

（3）急性期脑出血可破入脑室或蛛网膜下腔。

1）进入脑室的血液可累及一侧、两侧侧脑室或全部脑室系统。

2）少量积血仅见于侧脑室后角或三角区，与上方脑室的脑脊液形成一液血平面，大量出血则可形成脑室铸型。大量蛛网膜下腔出血可显示积血部位的脑池铸型。

3）CT 往往可发现血肿破入脑室的途径，以基底节内囊区血肿破入侧脑室最为多见。

4）脑室内积血较脑内血肿吸收快，1~3 周可完全吸收。

（4）血块堵塞脑脊液循环，可引起脑积水。

2. CT 增强扫描

（1）新鲜血肿无强化。出血后 1 周表现为血肿周围环形增强，环影可将环外低密度水肿与环内低密度血肿周边吸收带分开，中心高密度灶不强化。环形强化可持续 2~3 个月，以 4~6 周时为最明显。

（2）一般在急性期和慢性期因 CT 表现较为典型，不需要增强扫描。只有在血肿呈等密度时，增强意义较大。

3. 鉴别诊断

根据以上 CT 表现，脑出血诊断一般不难，但要明确是否为高血压性脑出血，则需要与外伤性脑出血、颅内动脉瘤破裂、动静脉畸形（AVM）血管破裂所致脑出血、脑肿瘤出血及出血性脑梗死等相鉴别。

二、脑梗死

脑梗死是指因脑血管阻塞而造成的脑组织缺血性坏死或软化。在急性脑血管疾病中脑梗死占 50% 以上，发生于 40 岁以上者为多，最多见于 55~65 岁。其原因有：①脑血栓形成，继发于脑动脉粥样硬化、动脉瘤、血管畸形、感染或非感染性动脉炎等，以脑动脉粥样硬化引起血栓形成最常见；②脑栓塞，如血栓、气体和脂肪栓塞；③低血压和凝血状态。根据脑梗死的病理改变，可分为 3 期，即缺血期、梗死期和液化期，CT 能很好地反映各期病理变化。

脑梗死临床类型主要包括动脉粥样硬化血栓性脑梗死、栓塞性脑梗死和腔隙性脑梗死，另有30%~40% 在临床上不易分清为哪一型。脑梗死可发生在脑内任何部位，但以大脑中动脉供血区为多，梗死的范围与阻塞血管大小、血流量多少及侧支循环建立状况等有关。大脑的穿支动脉闭塞后，可引起大脑深部，尤其是基底节、内囊、丘脑、半卵圆中心、皮质下白质等部位较小的梗死，直径为 5~15 mm，称为腔隙性脑梗死。在脑梗死基础上，原梗死区内又发生脑出血，称为出血性脑梗死。

（一）临床表现

脑梗死的临床表现取决于脑损害的部位和大小，常见的临床表现如下。①神经系统功能障碍：主要表现有头晕、头痛，部分患者有呕吐及精神症状，一般在最初 24 小时发展至高峰，可有不同程度的昏迷。②受累血管分布区脑部损害：如"三偏征"、失语、抽搐、共济失调等，较重的可表现为意识丧失、两便失禁、呼吸不规则。

不同类型脑梗死的临床特点如下。

1. 动脉粥样硬化性脑梗死

（1）发病年龄较高，常伴有动脉粥样硬化或高血压、糖尿病。

（2）常于安静状态下发病，尤其是晨间睡醒后发现症状，发病前可能有短暂脑缺血发作史。

（3）症状常在几小时后逐渐加重。

（4）意识常保持清晰，但局部脑损害症状比较明显。

2. 栓塞性脑梗死

（1）发病年龄不一，以中青年居多。

（2）起病急骤，大多无前驱症状，起病后在很短时间内症状可发展至高峰，也可因反复多支血管栓塞，在数天内呈阶梯式进行性恶化。

（3）多数患者表现为失语、上肢单瘫、偏瘫、局灶性抽搐等。偏瘫以面部和上肢为重，少数患者表现为共济失调、交叉性瘫痪。

（4）栓子来源分为心源性或非心源性，如同时伴有其他脏器栓塞存在则有助于脑栓塞的诊断。

3. 腔隙性脑梗死

（1）发病年龄大多在 50 岁以上，患者常有高血压动脉硬化、糖尿病、高脂血症。

（2）呈急性或亚急性起病，多无意识障碍。

（3）临床表现大多较轻，但颇为复杂，常见的有纯运动性卒中，伴有运动性失语的运动性卒中、纯感觉性卒中及感觉运动性卒中等。

4. 出血性脑梗死

临床表现差别较大，部分患者可在脑梗死发生后，症状再次加重，有的患者仅表现有脑梗死症状，以后的病程无明显波动。

（二）MRI 检查

应用 MRI 弥散成像和灌注成像可于梗死后数小时就发现病灶。在梗死区主要表现为 T_1WI 低信号，T_2WI 高信号。对于腔隙性梗死灶，MRI 比 CT 可更早期显示出较小病灶，明显优于 CT 检查。

（三）脑血管造影

可直接显示血管闭塞，但不能显示脑梗死。

（四）CT 检查

1. 缺血性脑梗死

（1）CT 平扫。

1）仅少数患者于发病 6～24 小时内出现边界不清稍低密度灶，而大部分患者于 24 小时后才可见边界较清楚的低密度灶，密度可不均匀；其部位及范围与闭塞血管供血区一致，可同时累及皮质与髓质，多呈三角形或楔形。发生在分水岭区域的脑梗死多呈线条形。

2）发病 1～2 周，梗死区的密度进一步降低，且逐渐均匀一致，边界更加清楚。

3）发病 2～3 周，梗死区密度较前升高，病灶范围可缩小，变得不清楚，较小的病灶可完全变为等密度，称为"模糊效应"。

4）发病 4～8 周，梗死灶的密度逐渐下降，与脑脊液密度相近，最后可形成囊腔。

（2）CT 增强扫描。

1）一般梗死后 3～7 天即可出现强化，2～3 周发生率最高，且强化最明显，可持续 4～6 周。

2）梗死灶强化形态可多种多样，多数表现为脑回状或斑点状、团块状。

（3）占位效应。

1）梗死灶由于并发脑水肿而出现占位效应，其程度依梗死区大小不同，可造成局灶性或广泛性脑室系统变形、推移和中线结构移位。

2）占位效应在发病当天即可出现，病后 1~2 周最为显著。

3）发病 2 周以后占位效应由重转轻，逐渐消失，最后囊腔形成，可出现负占位效应，邻近脑实质萎缩，脑沟、脑池增宽，脑室扩大，中线结构可向患侧移位。

2. 腔隙性脑梗死

（1）CT 平扫。

1）一般在发病后 48~72 小时可表现为圆形、卵圆形低密度灶，边界不清。4 周左右形成脑脊液样低密度软化灶。

2）多位于基底节内囊区、丘脑、脑室旁深部白质、脑桥等，罕见累及皮质。

3）病灶大小一般为 5~15 mm，>15 mm 为巨大腔隙灶。

（2）CT 增强扫描：在发病后 2~3 周可以出现强化现象。

（3）占位效应：无明显占位效应。

3. 出血性脑梗死

（1）CT 平扫：常于发病后 1 周至数周，在三角形或楔形低密度梗死区内出现不规则斑片状高密度出血灶，边界不规则。

（2）CT 增强扫描：在梗死的低密度区中仍可显示脑回状、斑片状强化。

三、皮质下动脉硬化性脑病

皮质下动脉硬化性脑病又称 Binswanger 病、进行性皮质下血管性脑病。多为老年人在脑动脉硬化基础上，大脑半球白质弥漫性脱髓鞘性脑病。大多发生在 50 岁以上，在老年人中发病率为 1%~5%，男女发病率相等。主要累及侧脑室周围、半卵圆中心等皮质下脑深部白质，多为双侧性，常伴有腔隙性脑梗死、脑萎缩。临床主要表现为进行性痴呆。

（一）临床表现

（1）2/3 为慢性发病，1/3 为急性发病。病情可缓解，并反复加重。

（2）临床主要表现为缓慢进行性痴呆，记忆力、认知功能障碍，情感和人格改变，表情淡漠，妄想，轻度精神错乱。

（3）反复发生神经系统局灶性症状，可出现偏瘫、肢体无力、失语等。

（二）MRI 检查

双侧脑室旁深部白质及半卵圆中心大小不等的异常信号，呈长 T_1 和长 T_2，形状不规则，边缘不清，无占位效应。

（三）CT 检查

（1）CT 平扫侧脑室周围及半卵圆中心脑白质可见斑片状低密度影，以侧脑室前角、后角周围最为明显，严重者大脑各叶白质可全部明显累及，往往双侧对称分布。

（2）CT 增强扫描白质强化不明显，灰白质密度差增大。

（3）可伴有不同程度弥漫性脑萎缩改变，脑室系统扩大，脑沟、脑池增宽。

（4）常合并有基底节区、丘脑、脑室旁白质单发或多发性腔隙性梗死灶。

四、蛛网膜下腔出血

蛛网膜下腔出血是指颅内血管破裂后血液流入蛛网膜下腔。按病因分为外伤性和自发性两大类。前者有颅脑外伤病史；后者可因颅内动脉瘤、高血压动脉硬化和颅内血管畸形等所致血管破裂而引起，其中颅内动脉瘤是引起蛛网膜下腔出血最常见的原因，约占其50%。本节主要叙述自发性蛛网膜下腔出血，发病率占急性脑血管疾病的7%～15%。发病年龄不等，成人多见，以30～40岁年龄组发病率最高，男性稍多于女性。

（一）临床表现

（1）发病急，往往都是突然起病，之前常有过度劳累、情绪激动、咳嗽、用力排便等明显诱发因素。

（2）临床主要表现：突发性剧烈头痛、呕吐、意识障碍、抽搐、偏瘫、脑膜刺激征阳性等。

（二）腰椎穿刺检查

血性脑脊液为本病确诊依据。

（三）脑血管造影

可以显示蛛网膜下腔出血造成的脑血管痉挛等征象，可帮助明确蛛网膜下腔出血的原因。

（四）MRI 检查

在急性期 MRI 显示不如 CT，但对于亚急性或慢性期的诊断 MRI 则优于 CT。于出血1周后，在 CT 图像上的高密度影像已消失，而 MRI 图像上亚急性期可在蛛网膜下腔内出现局灶性短 T_1 信号；慢性期则在 T_2 像上出现低信号，较具特征性。

（五）CT 检查

（1）直接征象：表现为基底池、侧裂池及脑沟内较为广泛的高密度区，出血量大时呈铸型。

（2）蛛网膜下腔出血在1周内易显示，CT 的发现率可达80%～100%。CT 扫描往往能确定出血部位和明确病因。

（3）随着出血后时间的延长，血液密度逐渐减低，一般在出血1周后可与脑组织呈等密度，此时可依据基底池和脑沟消失来作出诊断。

（4）蛛网膜下腔出血后，往往伴有脑血管痉挛，常可并发脑缺血、脑梗死、脑水肿等。

（5）常可并发脑积水。

五、脑颜面血管瘤病

脑颜面血管瘤病又称为脑三叉神经血管瘤、面部和软脑膜血管瘤病、Sturge-Weber 综合征，为先天性神经皮肤血管发育异常，此综合征少见，主要为一侧大脑半球顶枕区软脑膜血管瘤，以静脉性血管瘤为主。单侧多见，较少累及双侧。并有同侧颜面三叉神经分布区紫红色血管瘤，常伴有患侧大脑发育不良或皮质萎缩及钙化。

（一）临床表现

（1）同侧颜面三叉神经分布区，特别是面上部、眼睑的紫红色血管瘤。

（2）约90%的患者出现癫痫发作。常有智力发育障碍和精神异常。

（3）对侧肢体轻度偏瘫，感觉异常。少数患者可出现青光眼、眼球突出、隐睾及脊柱裂等。

（二）X 线检查

可见顶枕区双轨状弧形钙化。

（三）脑血管造影

可显示皮质表面静脉减少或完全消失，大脑深部静脉可增粗。

（四）MRI 检查

在 MRI 图像上钙化呈低信号，软脑膜的异常血管亦呈扭曲的低信号，如有静脉血栓形成，会使血流缓慢，有时也可呈团簇状高信号表现。增强扫描可发现软脑膜血管畸形。

（五）CT 检查

（1）CT 平扫于患侧顶枕区沿大脑表面显示弧线状或脑回状钙化。钙化周围可见脑梗死灶，偶见脑出血。

（2）伴有患侧大脑发育不良或皮质萎缩、脑沟及蛛网膜下腔增宽。

（3）少数可有同侧颅腔缩小、颅板增厚等表现。

（4）增强扫描可见皮质表面软脑膜异常血管呈脑回状或扭曲状强化，并有向深部引流的扭曲静脉。

（孙　伟）

第三节　颅脑外伤

一、颅骨损伤

颅骨损伤包括骨折和颅缝分离。颅骨骨折的分类按部位可分为颅盖骨折及颅底骨折；根据骨折处是否与外界相通，分为闭合性骨折及开放性骨折；按骨折的形态不同又可以分为线形骨折、凹陷骨折、粉碎骨折等。颅缝分离是颅骨损伤的另一种形式，较为少见，常发生于儿童和青年，且常与线形骨折合并发生。

（一）临床表现

（1）有明确外伤史。

（2）颅盖骨骨折主要有 3 种形态，即线形骨折、凹陷骨折和粉碎骨折，其发生率以顶、额骨为多，其次为枕骨和颞骨。

（3）颅底骨折常合并于颅盖骨骨折，多以线形骨折为主，可以仅限于某一颅窝，也可横行穿过两侧颅底或纵行贯穿前、中、后颅窝，并常累及鼻窦或乳突气房，可引起以下临床表现。

1）颅前窝骨折：常可引起脑脊液鼻漏或气颅，眼眶周围呈紫色瘀斑（俗称熊猫眼），有的还可引起嗅觉障碍、眼球突出、不同程度视力障碍。

2）颅中窝骨折：往往可以造成脑脊液耳漏、听力障碍和面神经周围瘫痪、耳后迟发性瘀斑，若骨折伤及海绵窦，可出现伴随脑神经损伤征象，有的可引起颈内动脉假性动脉瘤或海绵窦动静脉瘘。

3）颅后窝骨折：可以表现为颈部肌肉肿胀，乳突区皮下迟发性瘀斑及咽后壁黏膜淤血、水肿等征象。

（二）X 线检查

明确有无颅骨骨折主要依靠头颅 X 线检查，X 线片还能显示枕骨骨折或者颅颈交界处脱位、骨折。

（三）CT、MRI 检查

CT 对于发现颅骨骨折的概率虽不如头颅平片，但对凹陷骨折、粉碎骨折的观察及发现并发的颅内外血肿，则优于平片。CT、MRI 检查对颅后窝骨折，尤其是颅颈交界处损伤有重要意义。

（四）CT 检查

1. 直接征象

（1）CT 在骨窗像上能清晰地显示较深的凹陷骨折、粉碎骨折及穿透骨折，可以了解碎骨片的部位、范围、数目、大小，测量出凹陷骨折的深度。但是对于无分离的线形骨折或较轻的凹陷骨折，CT 观察有时有一定的难度，要特别注意和血管沟、颅缝及神经血管孔等结构区别。

（2）可以发现并发的颅内、外血肿。

（3）CT 检查易发现颅底骨折。

（4）观察颅缝分离往往需要双侧对比，一般标准为双侧颅缝相差 1 mm 以上，单侧缝间距成人 >15 mm、儿童 >2 mm 即可诊断。颅缝分离可发生于各缝，以人字缝为多，常合并线形骨折。

2. 间接征象

（1）外伤后颅内积气是骨折的一个间接征象，特别是颅底部位的骨折。

（2）外伤后鼻窦或者乳突气房内可见气—液平面或充满液体，这也是颅底骨折的一个间接征象，并常可根据积液部位推测骨折部位。额窦、筛窦积液常见于颅前窝骨折，蝶窦积液可能为颅中窝骨折，乳突气房积液则可能为颅后窝骨折。

二、硬膜外血肿

硬膜外血肿是指外伤后积聚在硬膜外腔的血肿。硬膜外血肿占全部颅脑损伤的 2% ~3%，占全部颅内血肿的 30%，成人多见，小儿较少发生。绝大多数是由于颅骨骨折引起脑膜中动脉撕裂，形成急性硬膜外血肿；少数为静脉源性，血肿形成晚，可呈亚急性或慢性病程。硬膜外血肿大多位于颞部，其次是额、顶部。由于颅板与硬脑膜紧密相贴，故血肿范围较局限。

（一）临床表现

（1）硬膜外血肿多发生于头颅直接损伤部位，常为加速性头颅外伤所致。

（2）硬膜外血肿可继发于各种类型的颅脑损伤，由于原发性脑损伤程度不一，血肿部位又有不同，意识变化也有不同表现。

1）伤后出现昏迷→中间意识清醒（好转）→继发再昏迷，为硬膜外血肿典型的意识表现。

2）伤后无昏迷，至颅内血肿形成后，逐渐出现颅内压增高及意识障碍。

3）伤后持续昏迷，且进行性加深。

（3）出现头痛、呕吐、躁动不安等颅内压增高表现，并可以出现血压升高、呼吸和心率减慢、体温上升四曲线的典型变化。

（4）单纯的硬膜外血肿，早期较少出现神经系统体征；当血肿增大，压迫脑功能区时，可表现出相应的阳性体征；当血肿继续增大，出现瞳孔散大、偏瘫等征象时，往往提示有脑疝形成。

（二）X 线检查

可见骨折线通过脑血管沟或静脉窦。

（三）MRI 检查

硬膜外血肿于颅骨内板下呈梭形，边界锐利，血肿信号特点及变化与脑出血相似。在急性期 T_1WI 图像上血肿呈等信号，血肿内缘可见一个低信号的硬膜，T_2WI 血肿则呈低信号，在亚急性期和慢性期 T_1WI 和 T_2WI 图像上均呈高信号。

（四）CT 检查

（1）急性硬膜外血肿典型 CT 表现为颅骨内板下梭形高密度区，边缘光滑、锐利，密度多较均匀，CT 值为 50～90 HU。

（2）约 85% 的急性硬膜外血肿伴有颅骨骨折，有时可见硬膜外积气。

（3）血肿范围较局限，一般不超过颅缝。如骨折跨越颅缝，硬膜外血肿也可超越颅缝。

（4）中线结构移位较轻。

（5）局部脑组织受压比较明显，血肿压迫邻近血管，可出现脑水肿或脑梗死，表现为脑实质局限性低密度区。

（6）亚急性期或慢性期硬膜外血肿，可呈稍高、相等或混杂密度，最后变为低密度。血肿包膜的钙化较常见。增强扫描可显示血肿内缘的包膜增强。

三、硬膜下血肿

硬膜下血肿是发生在硬脑膜与蛛网膜之间的血肿，是颅脑损伤常见的继发损害，占颅脑损伤的5%～6%，占全部颅内血肿的 50%～60%。根据血肿形或时间和临床表现可分为急性、亚急性和慢性 3 型。①急性硬膜下血肿，指发生于 3 天以内者，最为常见。其中复合型常为脑挫裂伤直接造成皮质血管破裂引起出血，发展迅速，预后较差；单纯型常为脑底静脉窦破裂，而脑原发损伤不明显，此型虽然出血量较大，常为双侧，但手术治疗预后较好。②亚急性硬膜下血肿，形成于伤后 4 天至 3 周，原发脑损伤常较轻，常为皮质小血管撕裂，出血较缓慢。③慢性硬膜下血肿，形成于伤后 3 周以上者，多见于中老年人。常为桥静脉断裂出血，一般不伴有脑挫裂伤，出血量少而慢，缓慢扩散。硬膜下血肿好发于额颞部，因为蛛网膜几乎无张力，所以血肿范围较广。

（一）临床表现

1. 硬膜下血肿

一般无颅骨骨折或骨折仅位于暴力部位，常为减速性头颅损伤所致。

2. 急性硬膜下血肿

病情大多较重，且发展迅速，常表现为持续性昏迷，并呈进行性恶化，较少出现中间清醒期，生命体征变化明显，常缺乏局部定位症状，较早出现颅内压增高、脑受压和脑疝症状。

3. 亚急性硬膜下血肿

往往表现为头痛、呕吐加剧、躁动不安及意识进行性恶化。常有中间清醒期，至脑疝形成即转入昏迷。

4. 慢性硬膜下血肿

患者年龄常较大，只有轻微的外伤史，主要表现为慢性颅内压增高、神经功能障碍及精神症状。

（二）MRI 检查

示血肿呈新月状，凹面向颅腔，信号变化随时间而异，与硬膜外血肿相仿。

（三）CT 检查

1. 急性硬膜下血肿

（1）颅骨内板下方新月形高密度区，CT 值为 50～70 HU。少数患者可因蛛网膜破裂，脑脊液进入血肿而呈等密度或低密度。

（2）血肿范围常较广，可超越颅缝，甚至覆盖整个大脑半球。

（3）复合型急性硬膜下血肿常伴有脑挫裂伤，占位效应明显，中线结构移位。

（4）额底和颞底的硬膜下血肿冠状面扫描或冠状、矢状面重建有助于诊断。

2. 亚急性硬膜下血肿

（1）CT 上形态和密度均呈多样表现，形态可为新月形、半月形或过渡形（即血肿的内缘部分凹陷、部分平直或突出），血肿的密度可呈高密度、等密度，上部为低密度、下部为高密度或等密度的混杂密度，少数为低密度。

（2）亚急性硬膜下血肿：在伤后 1～2 周约 70% 可变为等密度，由于等密度血肿的密度与脑组织相似，CT 上不易显示，主要表现有以下占位征象。

1）患侧脑白质"推挤征"（脑白质的内移及被推挤）。

2）患侧脑沟、脑裂变窄，甚至消失，侧脑室变形。

3）中线结构向对侧移位。

4）脑灰白质界面远离颅骨内板。

5）增强扫描由于脑表面血管增强或血肿包膜强化，而使等密度血肿衬托得更为清楚。

6）双侧等密度血肿不仅与脑实质密度相似，且中线结构移位不明显，更需注意观察。

以下征象可以提示有双侧等密度血肿的存在：①两侧颅骨内板下方见无脑沟、脑回结构的新月形或半月形等密度区；②两侧脑沟、脑回受压向内移位；③两侧脑室前角内聚，夹角变小，呈"兔耳征"；④两侧脑室对称性变小，其体部呈长条状；⑤脑白质变窄、塌陷。

3. 慢性硬膜下血肿

（1）血肿形状多呈梭形，也可为新月形或"3"字形。

（2）血肿的密度可因时间变化而改变，由等密度、混杂密度逐渐到低密度，但也可因再次出血或脑脊液渗入而使密度发生变化。

四、硬膜下积液

硬膜下积液又称硬膜下水瘤，是外伤后硬膜下腔出现的脑脊液积聚，占颅脑外伤的 0.5%～1.0%，常发生于一侧或两侧额颞部，以双侧额部为多见。硬膜下积液系颅脑外伤引起蛛网膜撕裂，形成单向活瓣，脑脊液只能进入硬膜下腔而不能回流，或液体进入硬膜下腔后，蛛网膜破裂处被血块或水肿阻塞，使脑脊液积聚在硬膜下腔。硬膜下积液可以分为急性和慢性，一般急性少见，在数小时内形成，慢性者可有包膜。

（一）临床表现

（1）原发性脑损伤一般较轻。

（2）可以引起局部脑受压和进行性颅内压增高的表现。伤后有逐渐加重的头痛、呕吐和视神经盘水肿等表现。临床表现类似于硬膜下血肿。

（二）MRI 检查

可以确诊，于颅骨内板下方见新月形长 T_1、长 T_2 信号。

（三）CT 检查

（1）颅骨内板下方新月形低密度区，多发生于双侧额部，常深入到纵裂前部，近于脑脊液密度，密度均匀。

（2）无或只有轻微占位效应，周围无脑水肿。

（3）硬膜下积液有时可因并发出血而发展成为硬膜下血肿，复查时密度有所增高。

五、脑内损伤

（一）脑内血肿

外伤性脑内血肿是指脑实质内出血形成的血肿，多数为对冲性脑挫裂伤出血所致，也可为着力部位直接受到冲击伤所致。好发于额叶、颞叶，其次是顶叶、枕叶。血肿多较表浅，少数于脑深部、脑干及小脑等处。血肿位于深部或靠近脑室者可破入脑室，形成脑室内积血。外伤性脑内血肿大多属于急性，少数患者血肿形成较晚，在伤后 24～72 小时发生迟发性血肿。

1. 临床表现

（1）外伤性脑内血肿常为多发性，且大多并有脑挫裂伤、硬膜下血肿和蛛网膜下腔出血，伤后随即可出现进行性颅内压增高及血肿附近脑组织受压征象，严重的可引起脑疝形成。

（2）根据血肿部位、脑挫裂伤程度、出血量多少的不同可表现有不同程度的意识障碍和神经系统的定位体征。

2. MRI 检查

MRI 能明确外伤性脑内单发或多发血肿，信号强度改变规律与高血压性脑出血基本一致，MRI 显示血肿的吸收情况较 CT 为好。

3. CT 检查

（1）外伤性脑内血肿表现为圆形或不规则形均匀高密度区，一侧或双侧，常为多发，

CT 值在 50~80 HU，周围可有低密度水肿带环绕，伴有占位效应，占位效应的轻重与血肿大小及血肿发生部位有关。

（2）血肿吸收一般自外周向中心逐渐变小，通常在伤后 2~4 周血肿变为等密度，4 周以上则变为低密度。血肿吸收的速度以小血肿较大血肿吸收为快；深部血肿较周边血肿吸收为快；小儿较成人吸收为快。

（3）CT 还可以显示伴发脑挫裂伤、蛛网膜下隙出血及硬膜下血肿等。

（4）外伤性脑内血肿如破入脑室，可见脑室内密度增高的血液平面，如出血充满脑室，则可见脑室铸型。靠近脑表面的血肿亦可破入蛛网膜下腔，造成脑裂、脑池、脑沟的填塞或密度增高。

（5）有的外伤性脑内血肿可在 48 小时后延迟出现，注意 CT 随访复查。

（二）脑挫裂伤

脑挫裂伤为脑挫伤和脑裂伤的统称，是指颅脑外伤所致的脑组织器质性损伤。常发生于暴力打击的部位和对冲部位，尤其是后者。脑挫伤可引起脑组织静脉淤血、脑水肿、脑肿胀、液化、坏死及散在小出血灶；脑裂伤有脑组织、软脑膜和血管撕裂，造成散在、多发小灶出血。两者常同时合并存在，脑挫裂伤如出血较多，可发展成脑内血肿。多见于额极、颞极和颞叶底部，常伴发不同程度的蛛网膜下腔出血。脑挫裂伤是最常见的颅脑损伤之一。

1. 临床表现

（1）常有头痛、恶心、呕吐，产生颅内压增高征象，临床表现与致伤因素、受伤部位、损伤范围和程度有关。

（2）轻者可无原发性意识障碍，重者可昏迷。伤情不同，昏迷程度、时间长短各异。

（3）一般都有生命体征改变，早期都有呼吸、脉搏浅弱，节律紊乱，血压下降，常于伤后不久逐渐恢复。若持续低血压或已恢复正常随后又发生变化者，要注意有无复合损伤、颅内血肿（包括脑内和脑外血肿）等继发改变。

（4）脑皮质功能受损时，可出现相应的定位体征，如瘫痪、感觉障碍、局灶性癫痫等征象。

（5）如合并有蛛网膜下腔出血，常有脑膜刺激征象。

2. MRI 检查

急性脑挫伤后引起脑水肿，T_1WI 呈等或稍低信号，T_2WI 呈高信号。脑挫裂伤的出血部分，CT 显示较 MRI 为佳，对于亚急性和慢性脑挫裂伤的显示，MRI 则优于 CT。

3. CT 检查

（1）急性脑挫裂伤的典型 CT 表现：低密度脑水肿区中呈现多发、散在点状高密度出血灶，有些可融合为较大血肿。低密度水肿区的范围可从数厘米至整个大脑半球或小脑半球，白质和灰质通常都可累及，形态不一、边缘模糊，以白质区明显。

（2）占位效应：挫伤范围越大，占位效应越明显，病变部位脑池、脑沟变小、消失，如病变范围广泛，病侧脑室受压变小、闭塞，并向对侧移位。重者出现脑疝征象。

（3）病程变化：随着时间的变化，轻度脑挫裂伤上述 CT 表现可逐渐消失。重者后期出现局限性和广泛性脑萎缩征象；病灶坏死、液化形成囊肿时，边界光滑、清楚，CT 值近似脑脊液密度。

（4）蛛网膜下腔出血：较重的脑挫裂伤常合并有蛛网膜下隙出血，表现为纵裂及脑池、脑沟密度增高。

（5）合并其他征象：如脑内血肿、脑外血肿、颅骨骨折、颅内积气等。

（三）脑水肿、脑肿胀与白质损伤

脑水肿为细胞外水肿，脑肿胀为细胞内水肿。外伤后引起的脑水肿、脑肿胀是颅脑损伤时最常见的继发性脑损害，常可合并发生，两者在 CT 检查时无法区别。

弥漫性脑损伤包括弥漫性脑水肿、弥漫性脑肿胀和弥漫性脑白质损伤。弥漫性脑白质损伤是由于颅脑外伤时受到旋转力的作用，导致脑白质、脑灰白质交界处和中心结构等部位的撕裂，造成神经轴突的剪切伤。部分患者可并发小灶性出血。

1. 临床表现

（1）轻微脑水肿和脑肿胀多数只表现头痛、头晕、恶心、呕吐等症状，临床上可诊断为脑震荡。

（2）严重脑组织损伤造成的弥漫性脑水肿、脑肿胀可引起进行性颅高压征象，易导致脑疝形成。

（3）弥漫性脑白质损伤临床表现危重，伤后即刻意识丧失，部分患者立即死亡，有的患者可长期昏迷，甚至呈植物人状态。即使存活，也常有严重后遗症。

2. MRI 检查

弥漫性脑白质损伤 MRI 检查明显优于 CT，而 T_2WI 又优于 T_1WI。典型的 T_2WI 呈灰质与白质交界处和胼胝体散在、分布不对称的圆形或椭圆形异常高信号，以颞、额叶最为常见，在 T_1WI 图像上呈低信号或等信号。急性期小灶出血在 T_2WI 呈低信号，周围见高信号水肿，在 T_1WI 呈等信号，常无占位效应；亚急性期和慢性期，T_1WI 小灶出血呈高信号。

3. CT 检查

（1）脑实质密度变化。

1）脑水肿与脑肿胀 CT 表现相同，均显示为片状低密度区，CT 值可低于 20 HU，可呈局限性或弥漫性，单侧或双侧。

2）双侧性弥漫性脑水肿表现为大脑半球广泛密度减低，灰白质分界不清，测 CT 值可确定脑组织密度下降。

3）部分儿童弥漫性脑肿胀，脑实质密度反而可轻度增高。

（2）占位效应。

1）局限性脑水肿有局部占位效应，脑沟变小。

2）一侧性脑水肿表现为一侧脑沟、脑池、脑室变小，中线结构移位。

3）两侧严重的弥漫性脑水肿可见两侧脑室普遍受压、变小，甚至脑沟、脑裂、脑池、脑室闭塞。

（3）弥漫性脑白质损伤：CT 表现甚少，在伤后 24 小时内患者病情与 CT 所见不成比例。CT 上常表现为弥漫性脑肿胀而使脑室、脑池受压变小，有时在脑灰白质交界处、胼胝体、大脑脚处见散在、多发、少量高密度小出血灶，无局部占位效应。

（四）创伤性脑梗死

创伤性脑梗死是颅脑损伤较为常见的并发症。外伤后由于脑血管本身遭受机械性损伤或血管受压、血管痉挛加上因脑外伤引起的血流动力学改变等因素，导致血栓形成、脑血管闭塞，从而使其供血部位的脑组织发生梗死。

1. 临床表现

（1）大都在伤后 10～24 小时出现，少数患者可延至数天或数周。

（2）轻型脑损伤，如果在伤后 1～2 天病情突然加重，临床表现与脑损伤不符，可疑及此症。

（3）重型脑损伤伴有梗死的患者若明确诊断有困难时，需要密切观察，及时采用影像学检查。

2. MRI 检查

弥散成像和灌注成像在脑缺血后数小时就可发现信号变化，1 天后在 T_1WI 上呈低信号，T_2WI 上呈高信号；当缺血区囊变时，其信号则与脑脊液相似。

3. CT 表现

（1）24 小时后可见边界不清的低密度区，其部位和范围与闭塞的动脉分布一致，CT 表现与一般缺血性脑梗死相仿。

（2）1～2 周病灶密度更低，且有不同程度的水肿和占位效应。

（3）2～3 周病灶密度相对增高，边缘反而模糊。

（4）4～8 周病灶密度又近一步减低，与脑脊液相似。

（5）CT 增强扫描在发病后的 3～7 天可出现强化，2～3 周可见明显线状、脑回状强化影。

（五）颅脑外伤后遗症

颅脑外伤常可以遗留各种后遗症，CT 可以显示一部分残留有器质性改变的后遗症，常见的有脑萎缩、脑软化、脑穿通畸形、脑积水等。

1. 临床表现

（1）脑萎缩。

1）严重的脑外伤后，约30%发生脑萎缩。这是由脑挫裂伤、轴突损伤、缺氧和坏死造成的。

2）脑萎缩分为局限性和弥漫性，以双侧额叶皮质萎缩最为明显，单纯脑髓质萎缩少见。

3）患者可有头痛、头晕、记忆力下降等症状，少数患者可有精神症状，幼儿期脑外伤可使脑发育停滞。

（2）脑软化：常见于脑内血肿、脑挫裂伤及创伤性脑梗死后，如果吸收不良、液化、形成囊腔，可有局部神经功能受损、癫痫发作、偏瘫等症状。

（3）脑穿通畸形囊肿：由于脑内血肿、脑挫裂伤后，脑组织坏死、液化、吸收而形成软化灶，并与扩大的脑室或蛛网膜下腔相通，一般以与侧脑室相通为多。临床出现相应部位的症状和体征。

（4）脑积水：颅脑外伤后引起脑积水，有急性和慢性两种。

1）急性脑积水：发生于伤后 2 周内，多因血块阻塞脑脊液通路所致，为阻塞性脑积水，这种改变较多见，临床表现以颅内压升高为主，脑脊液蛋白含量增加。

2）慢性脑积水：发生于伤后 3 周至半年，常以脑脊液吸收障碍为主，为交通性脑积水。颅内压大多正常，患者逐渐出现痴呆、步态不稳、反应迟钝、行为异常，病情发展缓慢。

2. CT 表现

（1）脑萎缩。

1）弥漫性脑萎缩表现为两侧脑室扩大，脑沟和脑池增宽。

2）一侧性脑萎缩表现为病侧脑室扩大和脑沟增宽，中线结构向患侧移位。

3）局限性的脑萎缩可见相应部位脑室扩大和局部脑沟及蛛网膜下腔增宽。

（2）脑软化：脑实质内显示边缘较清楚的近似水样低密度区，CT 值稍高于脑脊液，邻近脑室扩大、脑沟和蛛网膜下腔增宽。

（3）脑穿通畸形囊肿：脑内边界清楚，脑脊液样的低密度区与脑室相通，与其相连通的相应脑室常明显扩大，多无占位效应。

（4）脑积水：脑室对称性扩大，尤以侧脑室前角为著，侧脑室周围特别是前角部有明显的间质性水肿带，但不伴有脑沟增宽、加深。如是阻塞性脑积水，则显示阻塞部位以上的脑室扩大，阻塞部位以下的脑室正常。

（王静静）

第四节　颅内感染和炎性病变

一、化脓性感染

颅内化脓性感染是化脓性细菌所致的一种疾病。本病常见于儿童、青少年，男性多于女性。病理改变：致病菌通过血液循环或其他途径播散到中枢神经系统，引起感染性血管炎，表现为急性脑梗死或脑出血，进而导致感染性脑炎或脑脓肿，最后形成包膜，将致病菌局限于脓腔内。其累及范围包括脑膜、室管膜及脑实质。

脑化脓性感染可分为早期脑炎期、晚期脑炎期、脓肿形成早期和脓肿形成期。引起脑脓肿的病原体主要为化脓性细菌。病原体来源于耳源性、鼻源性、损伤性和血源性等。脑脓肿多数位于幕上，常为单发，少数也可有多发小脓肿。脑脓肿多发生在皮质与髓质交界处。

（一）临床表现

1. 急性感染全身中毒症状和体征

发热、寒战、全身乏力、肌肉酸痛、食欲缺乏、头痛、嗜睡等；脑膜刺激征，如颈部抵抗、克氏征和布氏征阳性。

2. 并发感染

常伴有其他部位化脓性感染病灶。

3. 颅高压表现

头痛、呕吐、视神经盘水肿及意识障碍。

4. 局灶定位体征

感觉障碍、运动障碍、共济失调等，还可出现癫痫发作。

（二）实验室检查

血白细胞计数增高，以中性粒细胞为主。

（三）腰椎穿刺检查

脑脊液（CSF）压力可增高，白细胞数增高明显，以中性粒细胞为主；脓肿形成后白细胞数仅轻度增高，以淋巴细胞、单核细胞为主；蛋白常增高，糖、氯化物多无明显改变。

（四）MRI 检查

可显示脑膜不同程度的强化，脑水肿和脓肿的环形强化，环壁厚薄均匀等改变。

（五）CT 表现

1. 化脓性脑膜炎

早期 CT 平扫表现正常，增强后可见脑膜异常强化，可有程度不一的脑水肿；晚期由于脑膜粘连可导致交通性脑积水改变和脑软化及脑萎缩。

2. 硬膜下或硬膜外积脓

CT 可见脑凸面或大脑镰旁的新月形或梭形的低密度阴影，增强后脑膜呈均匀一致的明显强化，有占位效应。

3. 脑脓肿

（1）早期为急性脑炎表现，发病 4 天以内表现为片状、边缘模糊的低密度阴影，占位不明显，增强后呈斑片状或脑回状强化。

（2）4～10 天内病灶仍呈低密度，可见占位效应，延迟扫描病灶中心有强化。

（3）10～14 天可见大片状低密度区内夹杂着等密度的环状阴影，可见完整的壁，增强扫描呈明显环状强化。

（4）14 天后可见脓肿形成，周围脑水肿明显，有程度不一的占位效应，增强后脓肿壁明显强化，厚薄均匀是其特征。

（5）小脓肿常呈结节状或小环形强化。

（6）产气杆菌感染的脑脓肿，脓腔内可见气泡或液平。少数患者可形成多房脓肿，CT 表现为多环相连，较具特征性。

（7）鉴别诊断：有时需与肿瘤囊变相鉴别，通常脓肿壁厚薄均匀，发生肿瘤囊变时其壁厚薄不均。

二、颅内结核性感染

颅内结核性感染为继发性结核感染。多见于儿童和青年。可导致结核性脑膜炎和脑结核瘤形成。结核性脑膜炎常发生于脑基底池并引起脑膜增厚或粘连。

（一）临床表现

1. 急性或亚急性起病

结核中毒症状表现为发热、盗汗、食欲缺乏、消瘦、乏力等。

2. 患者可有颅内高压表现

如头痛、呕吐等。有的患者有精神障碍、癫痫发作、瘫痪、失语、展神经和动眼神经麻痹。

3. 主要的病征

脑膜刺激征、颈项强直、克氏征和布氏征阳性。

4. 患者可同时伴有其他部位结核

如肺、肾、脊柱、盆腔及腹膜等部位的结核。

（二）实验室检查

（1）红细胞沉降率加快。

（2）脑脊液压力多数增高，白细胞数多增高，以淋巴细胞和单核细胞为主；生化检查典型者，糖、氯化物降低，以氯化物降低更为明显；蛋白含量绝大多数升高；脑脊液涂片镜检如发现结核菌可确诊；免疫学手段检测脑脊液结核抗体阳性率和特异性均较高，因此对该病诊断有非常重要的临床价值。

（三）MRI 检查

表现为不同程度的脑积水和脑膜强化，有时伴有钙化。脑实质内可见结节样或环形强化病灶。

（四）CT 表现

1. 结核性脑膜炎

（1）鞍上池、大脑外侧裂密度增高，增强后可见鞍上池强化，大脑半球凸面的脑膜部分也可见异常强化。

（2）脑实质内弥漫分布的粟粒样结核灶可呈高密度，增强后明显强化，灶周可见水肿。

（3）脑膜和脑内结核病灶可以出现斑点状和结节样钙化，部分患者可以出现脑梗死灶，以腔隙性脑梗死为主，最常见于大脑中动脉分布区和基底节区，主要为感染性动脉炎所致。

（4）晚期由于脑膜粘连，CT 检查呈脑积水表现。

（5）MRI 对上述的脑膜改变的显示明显优于 CT，但对钙化的显示较 CT 差。

（6）鉴别诊断：本病 CT 表现与其他病菌引起的脑膜炎相似，需要密切结合临床表现才能作出诊断，出现散在的钙化有助于定性诊断。

2. 脑结核瘤

（1）CT 平扫病灶呈等密度或混杂密度的圆形或不规则形的病灶，可见钙化，病灶周围有程度不一的脑水肿。

（2）CT 增强扫描病灶呈小结节状强化，少数呈环形强化或多环样强化表现。

（3）鉴别诊断：结核瘤的 CT 表现多不典型，与脑肿瘤及脑内其他感染较难鉴别，通常需要结合临床表现及实验室检查加以鉴别。

三、急性病毒性脑炎

急性病毒性脑炎为各种病毒侵犯神经系统而引起的脑部急性炎症性病变，包括单纯疱疹性脑炎、腺病毒性脑炎、带状疱疹病毒性脑炎等。可发生于任何年龄组。在中枢神经系统病毒感染中，除了带状疱疹病毒感染引起的脑炎较为局限外，其他类型的病毒性脑炎均可弥漫性、对称性累及两侧的脑实质，而不是引起局灶性的脑组织病变和脑膜病变。

（一）临床表现

1. 病毒感染症状

如发热、头痛、全身不适、咽喉痛、肌痛等。

2. 脑实质受损病征

精神异常、意识障碍、抽搐、瘫痪、脑神经麻痹、共济失调、颅高压和脑膜刺激征等。

（二）脑电图检查

多呈弥漫性异常改变，与病变严重程度平行一致。

（三）免疫学检查

血清和脑脊液各种特异性抗体滴度明显增高。

（四）腰椎穿刺检查

脑脊液有或无炎症改变，但均查不到细菌感染的证据。

（五）MRI 检查

病灶常表现为长 T_1 和长 T_2，增强扫描可有不同程度的强化。

（六）CT 表现

（1）累及单侧或两侧大脑半球。

（2）CT 平扫为低密度区，边缘模糊，增强扫描可出现病变边缘线样或环形强化。可伴有占位征象。

（3）部分患者可表现为脑皮质呈脑回样高密度，为皮质出血所致；有的呈脑弥漫性损害，造成广泛脑软化、脑萎缩及皮质钙化。

（4）鉴别诊断：根据 CT 表现鉴别较难，需要依据临床表现和实验室检查进行鉴别诊断。

四、脑囊虫病

脑囊虫病占囊虫病的 80% 以上，是由于口服了猪肉绦虫虫卵，发育成囊尾蚴，经消化道穿出肠壁进入肠系膜小静脉，再经体循环而到达脑膜、脑实质以及脑室内。可分为脑实质型、脑室型、脑膜型及混合型。

（一）临床表现

1. 癫痫发作

为常见症状。

2. 颅内高压表现

头痛、呕吐等。

（二）补体结合试验

血清及脑脊液补体结合试验阳性。

（三）X 线平片

可见多发小钙化点。

（四）MRI 检查

可以显示不同时期的囊虫病灶，脑实质内脑囊虫可表现为结节形、环形或囊形，有时可显示头节，增强扫描可强化，有不同程度的脑水肿。脑室内活囊虫特别是在矢状面和冠状面上，T_1 加权像上囊虫呈低信号，比脑脊液信号略高，其囊壁呈高信号，头节也呈高信号。MRI 对钙化的显示不如 CT。

（五）CT 表现

1. 活动期

（1）脑实质内脑囊虫大多呈圆形囊性病变，其内头节呈偏心的小点状，附在囊壁上，周围无水肿或轻度水肿，增强扫描囊壁和囊内头节可轻度强化或不强化。

（2）脑室内活囊虫以第四脑室多见，呈囊状，表现为脑室扩大、积水，其内可见小结节样等密度或高密度头节，CTM 可以显示脑室内充盈缺损。

（3）脑沟、脑池、脑裂活囊虫及头节表现与脑实质内活囊虫相似。

2. 蜕变死亡期

（1）脑实质内囊虫死亡，头节消失，虫体肿大、变形，由于虫体死亡释放大量异体蛋白，在脑实质内引起广泛的低密度脑水肿，有占位效应。增强扫描囊壁明显强化，可呈环状强化或结节状强化，强化环的厚度较囊虫活动期明显增宽。囊内低密度代表囊虫向纤维化和机化过渡。

（2）脑室系统内囊虫死亡后，除头节消失、虫体胀大外，囊体增大可引起占位效应。

（3）囊腔破裂引起反应性脑膜炎、蛛网膜炎及脑积水。

3. 非活动期

囊虫死亡后发生钙化，CT 呈点状高密度钙化灶。位于蛛网膜下腔者引起蛛网膜肥厚、粘连，可伴有脑积水。

4. 混杂期

活动期、蜕变死亡期、非活动期的囊虫混杂存在。

（田　芳）

第七章

消化系统疾病的 MRI 诊断

第一节　肝脏疾病

一、原发性肝癌

（一）概述

原发性肝癌为我国常见的恶性肿瘤之一，我国恶性肿瘤的发病率显示，肝癌在男性中居第 3 位，在女性中居第 4 位。近年来世界肝癌发病率有上升趋势，每年死于肝癌者全球约25 万人，我国约 10 万人，为此，肝癌研究受到广泛重视。

（二）病理

国内肝癌病理协作组在 Eggel 于 1901 年提出的巨块型、结节型和弥漫型 3 型分类的基础上，结合国内诊治现状，提出下列分类：①块状型，单块状、融合块状或多块状，直径 ≥5 cm；②结节型，单结节、融合结节或多结节，直径 <5 cm；③弥漫型，指小的瘤结节弥漫分布于全肝，标本外观难与单纯的肝硬化相区别；④小癌型，目前国际上尚无统一诊断标准，中国肝癌病理协作组的标准是：单个癌结节最大直径 ≤3 cm，多个癌结节数目不超过2 个，且最大直径总和应 ≤3 cm。以上分型均可有多发病灶，可能为多中心或主病灶在肝内的转移子灶，在诊断时应予注意。肝癌的细胞类型有肝细胞型、胆管细胞型与混合型，纤维板层样肝癌为肝细胞癌的一种特殊类型。肝癌转移以血行转移最常见，淋巴转移其次，主要是肝门区和胰头周围淋巴结，种植性转移少见。我国的肝细胞癌病例 50% ~90% 并发肝硬化，而 30% ~50% 肝硬化并发肝癌。

（三）临床表现

亚临床期肝癌（Ⅰ 期）常无症状和体征，常在定期体检时被发现。中、晚期肝癌（Ⅱ ~Ⅲ期）以肝区痛、腹胀、腹块、食欲缺乏、消瘦、乏力等最常见，其次可有发热、腹泻、黄疸、腹腔积液和出血等表现。可并发肝癌结节破裂出血、消化道出血和肝昏迷等。70% ~90% 的肝癌甲胎蛋白（AFP）阳性。

（四）MRI 表现（图 7-1）

MRI 检查见肝内肿瘤，于 T_1WI 表现为低信号，T_2WI 为高信号，肝癌的瘤块内可有囊变、坏死、出血、脂肪变性和纤维间隔等改变而致肝癌信号强度不均匀，表现为 T_1WI 的低信号中可混杂有不同强度的高信号，而 T_2WI 的高信号中可混杂有不同强度的低信号。

　　肿瘤周围于 T_2WI 上可见高信号水肿区。肿瘤还可压迫、推移邻近的血管，肝癌累及血管者约占 30%，表现为门静脉、肝静脉和下腔静脉瘤栓形成而致正常流动效应消失，瘤栓在 T_1WI 上呈较高信号，而在 T_2WI 上信号较低。静脉瘤栓、假包膜和瘤周水肿为肝癌的 MRI 特征性表现，如出现，应高度怀疑为肝癌。注射 Gd-DTPA 后肝癌实质部分略有异常对比增强。小肝癌 T_1WI 信号略低但均匀，T_2WI 呈中等信号强度，注射 Gd-DTPA 后可见一强化晕。肝癌碘油栓塞化疗术后，由于脂质聚积于肿瘤内，T_1WI 和 T_2WI 均表现为高信号；但栓塞引起的肿瘤坏死、液化，则 T_1WI 为低信号，T_2WI 为高信号。

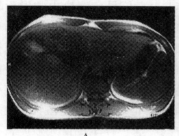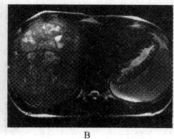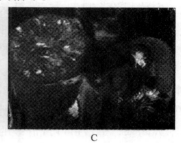

A　　　　　　　　　　B　　　　　　　　　　C

图 7-1　肝右叶巨块型肝癌 MRI 表现

　　注　患者男，36 岁。T_2WI（B、C）显示，肝右叶巨大肿块，信号不均匀，周围见低信号假包膜；T_1WI（A）以低信号为主，中间有片状高信号（少量出血所致），有时肿瘤有包膜存在，表现为低于肿瘤及正常肝组织的低信号影，在 T_1WI 上显示清楚。

（五）诊断要点

（1）有肝炎或肝硬化病史，AFP 阳性。

（2）MRI 检查见肝内肿瘤，T_1WI 呈低信号，T_2WI 信号不规则增高，可呈高、低混杂信号。

（3）可见静脉瘤栓、假包膜和瘤周水肿。

（4）Gd-DTPA 增强扫描肿瘤有轻度异常对比增强。

（5）可见肝硬化门脉高压征象。

（六）鉴别诊断

肝细胞癌应与胆管细胞癌、海绵状血管瘤、肝脓肿、肝硬化结节、肝腺瘤等相鉴别。

二、肝转移瘤

（一）概述

　　肝是转移瘤的好发部位之一，人体任何部位的恶性肿瘤均可经门静脉、肝动脉或淋巴途径转移到肝。消化系统脏器的恶性肿瘤主要由门静脉转移至肝，其中以胃癌和胰腺癌最为常见，乳腺癌和肺癌为经肝动脉途径转移中最常见的。肝转移瘤预后较差。

（二）病理

　　肝转移瘤多数为转移癌，少数为转移性肉瘤。转移癌的大小、数目和形态多变，以多个结节灶较普遍，也可形成巨块。组织学特征与原发癌相似，癌灶血供的多少与原发肿瘤有一定关系，多数为少血供，少数血供丰富。病灶周围一般无假包膜，也不发生肝内血管侵犯。转移灶可发生坏死、囊变、出血和钙化。

（三）临床表现

肝转移瘤早期无明显症状或体征，或被原发肿瘤症状所掩盖。一旦出现临床症状，病灶常已较大或较多，其表现与原发性肝癌相仿。少数原发癌症状不明显，而以肝转移瘤为首发症状，包括肝区疼痛、乏力、消瘦等，无特异性。

（四）MRI 表现（图 7-2）

多数肝转移瘤 T_1 与 T_2 延长，故在 T_1WI 为低信号，T_2WI 为高信号，瘤块内常发生坏死、囊变、出血、脂肪浸润、纤维化和钙化等改变，因此信号强度不均匀。形态多不规则，边缘多不锐利，多发者大小不等。如转移瘤中心出现坏死，则在 T_1WI 上肿瘤中心出现更低信号强度区，而在 T_2WI 上坏死区的信号强度高于肿瘤组织的信号强度，称为"靶征"或"牛眼征"，多见于转移瘤；有时肿瘤周围在 T_2WI 上出现高信号强度"晕征"，可能系转移瘤周围并发水肿或多血管特点所致。转移瘤不直接侵犯肝内血管，但可压迫肝内血管，使之狭窄或闭塞，造成肝叶或肝段的梗死，在 T_1WI 上，梗死部位同肿瘤一样呈低信号强度，在 T_2WI 上，其信号强度增高。某些肿瘤如黑色素瘤的转移多呈出血性转移，在 T_1 和 T_2 加权像上均表现为高信号强度病灶；而胃肠道癌等血供少的肿瘤，于 T_2WI 上转移瘤的信号可比周围肝实质还低。Gd-DTPA 增强扫描在诊断上帮助不大，注射 Gd-DTPA 后，肿瘤周围的水肿组织及肿瘤内部坏死不显示增强。

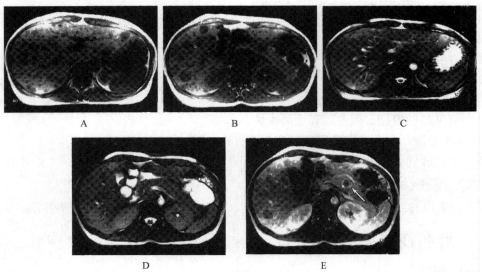

图 7-2　胰体癌伴肝内多发转移 MRI 表现

注　患者女，35 岁。A、B. T_1WI 显示胰体部有一直径 2.0 cm 的低信号区，边缘锐利，肝内大量大小不等圆形低信号区；C、D. T_2WI 显示肿块与胰腺等信号，肝内病灶仍呈低信号。E. 增强扫描显示胰体部肿瘤呈环形强化（箭头）。

（五）诊断要点

（1）多数有原发恶性肿瘤病史。

（2）MRI 检查见肝内大小不等、形态不一、边缘不锐的多发病灶，T_1WI 呈低信号，T_2WI 呈高信号，信号强度不均匀。多无假包膜和血管受侵。

（3）可见"靶征"或"牛眼征""晕征"。

（六）鉴别诊断

肝转移瘤应与多中心性肝癌、多发性肝海绵状血管瘤以及肝脓肿相鉴别。

三、肝血管瘤

（一）概述

肝血管瘤通常称为海绵状血管瘤，为肝脏最常见的良性肿瘤，可见于任何年龄，女性居多。随着影像技术的发展，血管瘤为经常遇到的肝内良性病变，其重要性在于与肝内原发和继发性恶性肿瘤鉴别。

（二）病理

血管瘤外观呈紫红色，大小不一，直径为 1～10 cm，单个或多发，主要为扩大的、充盈血液的血管腔隙构成，窦内血流缓慢地从肿瘤外周向中心流动。边界锐利，无包膜。肿瘤可位于肝内任何部位，但以右叶居多，尤其是右叶后段占总数 1/3 以上，也可突出到肝外。瘤体内常可见纤维瘢痕组织，偶可见出血、血栓和钙化。

（三）临床表现

绝大部分肝血管瘤无任何症状和体征，查体偶然发现。少数大血管瘤因压迫肝组织和邻近脏器而产生上腹不适、胀痛或可能触及包块，但全身状况良好。血管瘤破裂则发生急腹症。

（四）MRI 表现

MRI 检查见肝内圆形或卵圆形病灶，边界清楚、锐利，T_1WI 呈均匀性或混杂性低信号，T_2WI 呈均匀性高信号，特征是随着回波时间（TE）的延长，肿瘤的信号强度递增，与肝内血管的信号强度增高一致，此点对诊断血管瘤、囊肿、癌肿有帮助，在重 T_2 加权像上，血管瘤信号甚亮，有如灯泡，称为"灯泡征"。病灶周围无水肿等异常。纤维瘢痕、间隔和钙化在 T_2WI 上呈低信号，如并发出血和血栓，则在 T_1WI 上可见高信号影。Gd-DTPA 增强扫描，血管瘤腔隙部位明显增强，纤维瘢痕不增强。

（五）诊断要点

（1）肝内圆形或卵圆形病灶，边界清楚、锐利。

（2）T_1WI 呈均匀低信号，T_2WI 呈均匀高信号，Gd-DTPA 增强扫描明显强化，病灶周围无水肿。

（六）鉴别诊断

4 cm 以下的海绵状血管瘤需与肝转移瘤和小肝癌相鉴别，4 cm 以上的较大海绵状血管瘤需与肝癌尤其是板层肝癌相鉴别。

四、肝囊肿

（一）概述

肝囊肿为较常见的先天性肝脏病变，分为单纯性囊肿和多囊病性囊肿两类，一般认为系小胆管扩张演变而成，囊壁衬以分泌液体的上皮细胞，病理上无从区别。多无症状，查体偶然发现。

（二）病理

单纯性肝囊肿数目和大小不等，从单个到多个，如数量很多，单从影像学角度和多囊肝难以区别，后者为常染色体显性遗传病，常有脾、胰、肾等同时受累。囊内95%成分为水分。巨大囊肿可压迫邻近结构而产生相应改变。

（三）临床表现

通常无症状，大的囊肿压迫邻近结构时可出现腹痛、胀满等症状；压迫胆管时，可出现黄疸。囊肿破入腹腔，囊内出血等可出现急腹症的症状。

（四）MRI 表现（图 7-3）

MRI 检查为典型水的信号强度表现，即 T_1WI 呈低信号，T_2WI 呈高信号，信号强度均匀，边缘光滑、锐利，周围肝组织无异常表现。肝囊肿并发囊内出血时，则 T_1WI 和 T_2WI 均呈高信号。当囊液蛋白含量较高或由于部分容积效应的关系，有时单纯囊肿在 T_1WI 上可呈较高信号。Gd-DTPA 增强扫描，肝囊肿无异常对比增强。

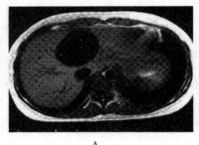
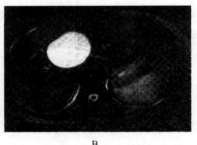

A   B

图 7-3　肝右叶前段及左内叶囊肿 MRI 表现

注　患者女，24 岁。T_1WI（A）病灶呈均匀低信号，边界光滑；T_2WI（B）病灶呈高信号。

（五）诊断要点

（1）肝内圆球形病变，边缘光滑、锐利，信号均匀，T_1WI 呈低信号，T_2WI 呈高信号。

（2）Gd-DTPA 增强扫描病变无异常对比增强。

（六）鉴别诊断

肝囊肿有时应与肝脓肿、肝包虫病、转移性肝肿瘤以及向肝内延伸的胰腺假性囊肿和胆汁性囊肿相鉴别。

五、肝脓肿

（一）概述

从病因上肝脓肿可分为细菌性、阿米巴性和霉菌性 3 类，前者多见，后者少见。由于影像检查技术的进步和新型抗生素的应用，肝脓肿预后大为改善。

（二）病理

1. 细菌性肝脓肿

全身各部位化脓性感染，尤其是腹腔内感染均可导致肝脓肿。主要感染途径为：①胆道炎症，包括胆囊炎、胆管炎和胆道蛔虫病；②经门静脉，所有腹腔内、胃肠道感染均可经门静脉系统进入肝脏；③经肝动脉，全身各部位化脓性炎症经血行到达肝脏，患者常有败血症。致病菌以革兰阴性菌多于革兰阳性菌。肝脓肿可单发或多发，单房或多房，右叶多于左叶。早期为肝组织的局部炎症、充血、水肿和坏死，然后液化，形成脓腔；脓肿壁由炎症充血带和（或）纤维肉芽组织形成。脓肿壁周围肝组织往往伴水肿。多房性脓肿由尚未坏死的肝组织或纤维肉芽肿形成分隔。

2. 阿米巴性肝脓肿

继发于肠阿米巴病，溶组织阿米巴原虫经门脉系统入肝，产生溶组织酶，导致肝组织坏死、液化而形成脓肿。脓液呈巧克力样，有臭味，易穿破到周围脏器或腔隙，如膈下、胸腔、心包腔和胃肠道等。

3. 真菌性肝脓肿

少见，为白念珠菌的机遇性感染，多发生于体质差、免疫功能低下的患者。

（三）临床表现

细菌性肝脓肿的典型表现是寒战、高热、肝区疼痛和叩击痛，肝大及白细胞和中性粒细胞计数升高，全身中毒症状，病前可能有局部感染灶，少数患者发热及肝区症状不明显。阿米巴性肝脓肿病前可有痢疾和腹泻史，然后出现发热及肝区疼痛，白细胞和中性粒细胞计数不高，粪便中可找到阿米巴滋养体。

（四）MRI 表现（图 7-4）

MRI 检查见肝内单发或多发、单房或多房的圆形或卵圆形病灶，T_1WI 脓腔呈不均匀低信号，周围常可见晕环，信号强度介于脓腔和周围肝实质之间。T_2WI 脓腔表现为高信号，多房性脓肿则于高信号的脓腔中可见低信号的间隔，故高信号的脓腔中常可见不规则的低信号区，可能为炎症细胞和纤维素所致。还可见一信号较高而不完整的晕环围绕脓腔，晕环外侧的肝实质因充血和水肿而信号稍高。脓腔可推移压迫周围的肝血管。注射 Gd-DTPA 后，脓腔呈花环状强化，多房性脓腔的间隔也可增强，脓腔壁厚薄不均。真菌性肝脓肿常弥散分布于全肝，为大小一致的多发性微小脓肿，脾和肾往往同时受累，结合病史应想到这个可能。

（五）诊断要点

（1）典型炎性病变的临床表现。

（2）MRI 检查见肝内圆形和卵圆形病灶，T_1WI 呈低信号，T_2WI 呈高信号，可见分隔和晕环。

（3）Gd-DTPA 增强扫描呈花环状强化。

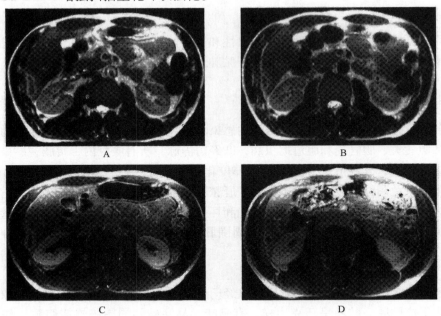

图 7-4 肝右叶多发性脓肿 MRI 表现

注 患者男，41 岁。T_2WI（A、B）显示肝右叶后段包膜下及其内侧类圆形高信号区，边缘模糊；增强扫描（C、D）显示病灶环形厚壁强化。

（六）鉴别诊断

不典型病例应和肝癌、肝转移瘤和肝囊肿等相鉴别。

六、肝硬化

（一）概述

肝硬化是以广泛结缔组织增生为特征的一类慢性肝病，病因复杂，如肝炎、酒精和药物中毒、淤胆淤血等，国内以乙肝为主要病因。

（二）病理

肝细胞大量坏死，正常肝组织代偿性增生，形成许多再生结节，同时伴肝内广泛纤维化致小叶结构紊乱，肝脏收缩，体积缩小。组织学上常见到直径 0.2~2.0 cm 的再生结节。肝硬化进而引起门脉高压、脾大、门体侧支循环建立以及出现腹腔积液等。

（三）临床表现

早期肝功能代偿良好，可无症状，以后逐渐出现一些非特异性症状，如恶心、呕吐、消化不良、乏力、体重下降等；中、晚期可出现不同程度的肝功能不全表现，如低蛋白血症、黄疸和门静脉高压等。

（四）MRI 表现

MRI 检查可以充分反映肝硬化的大体病理形态变化，如肝脏体积缩小或增大，左叶、尾叶增大，各叶之间比例失调，肝裂增宽，肝表面呈结节状、波浪状甚至驼峰样改变。单纯的肝硬化较少发现信号强度的异常，但并发的脂肪变性和肝炎等可形成不均匀的信号，有时硬化结节由于脂变区的三酰甘油增多，在 T_1WI 上出现信号强度升高。无脂肪变性的单纯再生结节，在 T_2WI 表现为低信号，其机制与再生结节中含铁血黄素沉着或纤维间隔有关。肝外改变可见腹腔积液、肝外门静脉系统扩张、增粗及脾大等，提示门静脉高压征象，门脉与体循环之间的侧支循环 MRI 也能很好地显示。

（五）诊断要点

（1）有引起肝硬化的临床病史，不同程度的肝功能异常。

（2）MRI 示肝脏体积缩小，肝各叶比例失调，肝裂增宽，外缘波浪状，有或无信号异常。

（3）脾大、腹腔积液、门静脉系统扩张等。

（六）鉴别诊断

应与肝炎、脂肪肝和结节性或弥漫性肝癌相鉴别。

七、巴德—基里亚综合征

（一）概述

Chiari 和 Budd 分别于 1899 年和 1945 年报告了肝静脉血栓形成病例的临床和病理特点，以后将肝静脉阻塞引起的症状群称为巴德—基里亚（Budd-Chiari）综合征。

（二）病理

可由肝静脉或下腔静脉肝段阻塞引起。主要原因有：①肝静脉血栓形成，欧美国家多见；②肿瘤压迫肝静脉或下腔静脉；③下腔静脉肝段阻塞，多为先天性，亚洲国家多见。其他原因有血液凝固性过高，妊娠，口服避孕药和先天性血管内隔膜等。

（三）临床表现

该病病程较长，同时存在下腔静脉阻塞和继发性门脉高压的临床表现。前者如下肢肿胀、静脉曲张、小腿及踝部色素沉着等，后者如腹胀、腹腔积液、肝脾大、黄疸和食管静脉曲张等。

（四）MRI 表现（图 7-5）

MRI 可显示肝大和肝脏信号改变，肝静脉和下腔静脉的形态异常以及腹腔积液等。在解剖上，肝尾状叶的血流直接引流入下腔静脉，当肝静脉回流受阻时，尾状叶一般不受累或受累较轻，相对于其他部分淤血较严重的肝组织，其含水量较少，因此在 T_2WI 上其信号强度常低于其他肝组织。静脉形态异常包括肝静脉狭窄或闭塞，逗点状肝内侧支血管形成和（或）下腔静脉肝内段明显狭窄，以及肝静脉与下腔静脉不连接等，MRI 和腹部 MRA 均能很好地显示。MRI 还可鉴别肝静脉回流受阻是由肿瘤所致还是先天性血管异常或凝血因素所致。可清楚地显示下腔静脉和右心房的解剖结构，为巴德—基里亚综合征的治疗提供重要的术前信息。

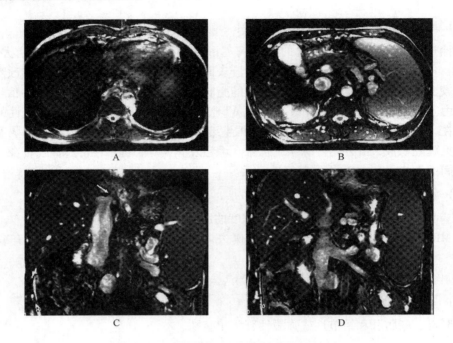

图7-5　巴德—基里亚综合征 MRI 表现

注　患者男，42 岁。MRI 显示下腔静脉和肠系膜上静脉显著扩张，下腔静脉在入右心房处狭窄（箭头）。脾增大。

（五）诊断要点

（1）有上腹疼痛、肝大、腹腔积液和门脉高压的典型临床表现，除外肝硬化。

（2）MRI 显示肝静脉或下腔静脉狭窄或闭塞，肝脏信号异常、腹腔积液和门脉高压征。

（六）鉴别诊断

本病有时应与晚期肝硬化相鉴别。

（王荣强　许殿勇）

第二节　胆道疾病

一、胆管癌

（一）概述

原发性胆管癌约占恶性肿瘤的 1%，多发生于 60 岁以上的老年人，男性略多于女性，约 1/3 的患者并发胆管结石。

（二）病理

病理上多为腺癌。从形态上分为 3 型：①浸润狭窄型；②巨块型；③壁内息肉样型，少见。据统计，8%～31% 发生在肝内胆管，37%～50% 发生在肝外胆管近段，40%～36% 发生在肝外胆管远段。临床上一般将肝内胆管癌归类于肝癌。肝外胆管近段胆管癌即肝门部胆管癌,是指发生在左、右主肝管及汇合成肝总管 2 cm 内的胆管癌。肝外胆管远段胆管癌即中、下段胆管癌,是指发生在肝总管 2 cm 以远的胆管癌,包括肝总管和胆总管。

(三)临床表现

上腹痛、进行性黄疸、消瘦,可触及肿大的肝和胆囊,肝内胆管癌常并存胆石和胆道感染,所以患者常有胆管结石和胆管炎症状。

(四)MRI 表现(图 7-6、图 7-7)

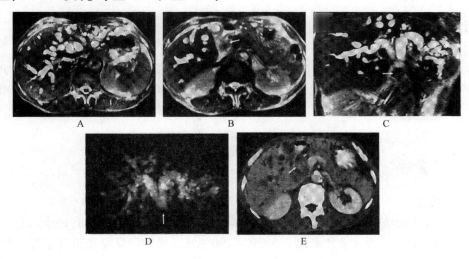

图 7-6 肝总管癌 MRI 表现

注 患者男,65 岁。T_2WI 显示其上胆管扩张(A),肝总管部位 2.0 cm 高信号区(B,箭头)。MRCP(C、D)肝总管梗阻,肿瘤信号低(箭头)。CT 增强扫描(E),肿块有增强(箭头)。

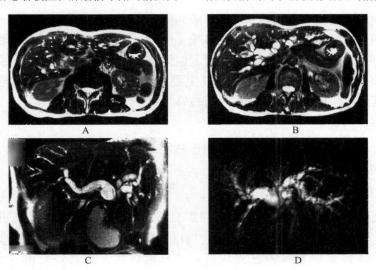

图 7-7 胆管癌 MRI 表现

注 患者男,68 岁。A、B. T_2WI 显示肝门部实性高信号区,边缘模糊,肝内胆管扩张。C、D. MRCP 显示左、右肝管汇合部梗阻,其远端胆管扩张。

胆管癌的 MRI 表现取决于癌的生长部位和方式，但都有不同程度和不同范围的胆管扩张。根据胆管扩张的部位和范围可以推测癌的生长部位是在左肝管、右肝管或肝总管。MRCP 能很好地显示肝内、外胆管扩张，确定阻塞存在的部位和原因，甚至能显示扩张胆管内的软组织块影，是明确诊断的可靠方法。较大的菜花样癌块 MRI 表现为肝门附近外形不规则、境界不清病变，T_1WI 呈稍低于肝组织信号强度，T_2WI 呈不均匀性高信号，扩张的肝内胆管呈软藤样高信号，门静脉受压移位，可见肝门区淋巴结肿大。肝外围区的肝内小胆管癌的 MRI 表现与肝癌相似。

（五）诊断要点

（1）进行性黄疸、消瘦。

（2）MRI 显示肝内胆管扩张，MRCP 显示梗阻部位和原因，即扩张胆管内的软组织肿块。

（3）肿块 T_1WI 呈低于肝组织信号，T_2WI 呈不均匀性高信号，胆总管狭窄或管壁增厚。

（六）鉴别诊断

应与胆管系统炎症和结石、原发性肝癌及肝门区转移瘤相鉴别。

二、胆囊癌

（一）概述

原发性胆囊癌少见，占恶性肿瘤的 0.3% ~5.0%，好发于 50 岁以上女性，女性与男性之比为（4~5）∶1。大多有胆囊结石，65% ~90%并发慢性胆囊炎和胆囊结石，可能与长期慢性刺激有关。

（二）病理

病理上腺癌占71% ~90%，鳞癌占10%，其他如未分化癌和类癌等罕见。腺癌又分为：①浸润型，早期局限性胆囊壁增厚，晚期形成肿块和囊腔闭塞；②乳头状腺癌，肿瘤呈乳头或菜花状，从胆囊壁突入腔内，容易发生坏死、溃烂、出血和感染；③黏液型腺癌，胆囊壁有广泛浸润，肿瘤呈胶状，易破溃，甚至引起胆囊穿孔。胆囊癌多发生在胆囊底、体部，偶见于颈部。肿瘤扩散可直接侵犯邻近器官（主要是肝脏）和沿丰富的淋巴管转移为主，少见有沿胆囊颈管直接扩散及穿透血管的血行转移。

（三）临床表现

胆囊癌没有典型特异的临床症状，早期诊断困难，晚期可有上腹痛、黄疸、体重下降、右上腹包块等症状。

（四）MRI 表现

MRI 检查见胆囊壁增厚和肿块，肿瘤组织在 T_1WI 为较肝实质轻度或明显低的信号结构，在 T_2WI 则为轻度或明显高的信号结构，且信号强度不均匀。胆囊癌的其他 MRI 表现。①侵犯肝脏，85% 胆囊癌就诊时已侵犯肝脏或肝内转移，其信号表现与原发病灶相似。② 65% ~95%的胆囊癌并发胆石，MRI 可显示胆囊内或肿块内无信号的结石，并能发现 CT 不能发现的等密度结石。当肿块很大，其来源不清时，如能在肿块内发现结石，则可帮助确诊胆囊癌。③梗阻性胆管扩张，这是由于肿瘤直接侵犯胆管和肝门淋巴结转移压迫胆管所致。④淋巴结转移，主要是转移到肝门、胰头及腹腔动脉周围淋巴结。

（五）诊断要点

（1）长期慢性胆囊炎和胆石症病史，并出现黄疸、消瘦和体重下降。

（2）MRI 检查见胆囊肿块，T_1WI 呈低信号，T_2WI 呈混杂高信号，可见无信号结石影。

（3）可见肝脏直接受侵和转移征象，梗阻性黄疸及肝门和腹膜后区淋巴结转移。

（六）鉴别诊断

胆囊癌应与肝、胰等肿瘤侵犯胆囊窝或胆囊感染后的肿块样增厚以及其他胆囊良性病变，如息肉和乳头状瘤相鉴别。

三、胆石症

（一）概述

胆石占胆系疾病的 60%，胆石可位于胆囊或胆管内，多见于 30 岁以上的成年人。

（二）病理

按化学成分可将胆石分为 3 种类型：①胆固醇类结石，胆固醇含量占 80% 以上；②胆色素类结石，胆固醇含量少于 25%；③混合类结石，胆固醇含量占 55% ~ 70%。胆囊结石以胆固醇结石最常见，其次为混合性结石。

（三）临床表现

临床表现与结石的大小、部位及有无并发胆囊炎和胆道系统梗阻有关。1/3 ~ 1/2 的胆囊结石可始终没有症状。间歇期主要为右上腹不适和消化不良等胃肠症状。急性期可发生胆绞痛、呕吐和轻度黄疸。伴发急性胆囊炎时可出现高热、寒战等。

（四）MRI 表现（图 7-8 ~ 图 7-10）

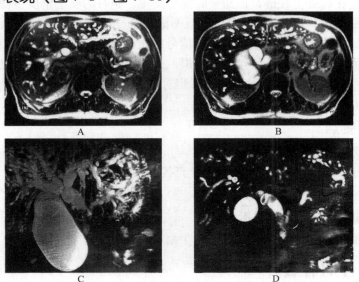

图 7-8　胆总管内多发性结石 MRI 表现

注　患者男，62 岁。A、B. T_2WI 显示肝内胆管普遍扩张，呈高信号；C、D. MRCP 显示肝内外胆管普遍扩张，胆总管内有多个低信号结石，胆囊扩大。

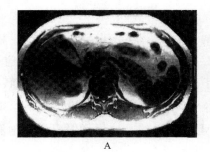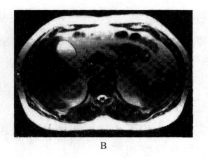

 A B

图7-9　胆囊泥沙样结石MRI表现

注　患者男，29岁。A. T_1WI 泥沙样结石显示为略高信号；B. T_2WI 显示胆囊内下部（重力方向）低信号区，与胆汁分层。

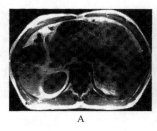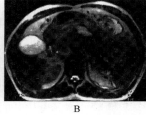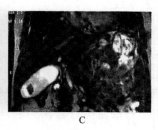

 A B C

图7-10　胆囊炎、胆石症MRI表现

注　患者男，45岁。A. T_1WI 胆囊内信号仍不均匀；B、C. T_2WI 胆囊壁稍厚，其内信号有分层现象，下部结石为低信号，其中更低信号为块状结石，上部高信号为胆汁。

胆石症的MRI专题研究不多，很少有用MRI诊断胆石症的专题报道，无论胆囊结石还是胆管结石，多是在检查上腹部其他器官时偶然发现。胆石的质子密度很低，其产生的磁共振信号很弱。一般而论，在 T_1WI 上多数胆石不论其成分如何，均显示为低信号，与低信号的胆汁不形成对比，如胆汁为高信号，则低信号的胆石显示为充盈缺损；在 T_2WI 上，胆汁一般为高信号，而胆石一般为低信号充盈缺损。少数胆石可在 T_1 和 T_2 加权图像上出现中心略高或很高的信号区。当结石体积小，没有胆管扩张，且又位于肝外胆管时，MRI诊断困难。3%～14%的胆囊结石并发胆囊癌。

（五）诊断要点

（1）有右上腹痛和黄疸等症状或无症状。

（2）MRI检查发现胆囊或胆管内低信号充盈缺损。结石阻塞胆管，可引起梗阻性胆管扩张。

（六）鉴别诊断

有时应与胆囊癌、胆癌息肉和息肉样病变相鉴别。

四、先天性胆管囊肿

（一）概述

先天性胆管囊肿又称先天性胆管扩张症，女性较男性多见，临床上约2/3见于婴儿，原因不明。

（二）病理

Todani 根据囊肿的部位和范围将胆管囊肿分为 5 型（图 7-11）。Ⅰ 型最常见，又称为胆总管囊肿，局限于胆总管，占 80%～90%；它又分 3 个亚型，即 Ⅰ A 型囊状扩张，Ⅰ B 型节段性扩张，Ⅰ C 型梭形扩张。Ⅱ 型系真性胆总管憩室，占 2%。Ⅲ 型为局限在胆总管十二指肠壁内段的小囊性扩张，占 1.4%～5.0%。Ⅳ 型又分为 Ⅳ A 型肝内外多发胆管囊肿和 Ⅳ B 肝外胆总管多发囊肿，非常罕见。Ⅴ 型即 Caroli 病，为单发或多发肝内胆管囊肿，它又分两个亚型，即 Ⅰ 型，特点是肝内胆管囊状扩张，多数伴有胆石和胆管炎，无肝硬化或门脉高压；Ⅱ 型，非常少见，特点是肝内末端小胆管扩张而近端大胆管无或轻度扩张，不伴结石和胆管炎，有肝硬化和门脉高压。

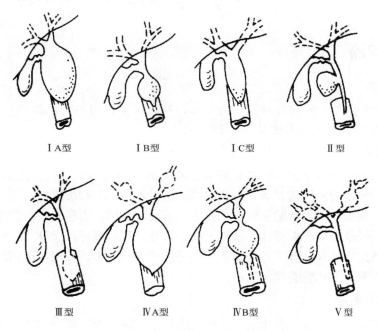

Ⅰ A型　　　　Ⅰ B型　　　　Ⅰ C型　　　　Ⅱ 型

Ⅲ型　　　　Ⅳ A型　　　　Ⅳ B型　　　　Ⅴ 型

图 7-11　胆管囊肿 Todani 分型

注　Ⅰ A 型：胆总管全部囊状扩张；Ⅰ B 型：胆总管部分囊状扩张；Ⅰ C 型：胆总管梭形扩张；Ⅱ 型：胆总管憩室；Ⅲ 型：十二指肠内胆总管囊肿；Ⅳ A 型：肝内外多发胆管囊肿；Ⅳ B 型：肝外多发胆管囊肿；Ⅴ 型：Caroli 病，肝内胆管单发或多发囊肿。

（三）临床表现

临床上主要有三大症状：黄疸、腹痛和腹内包块，但仅 1/4 患者同时出现这三大症状，婴儿的主要症状是黄疸、无胆汁大便和肝大。儿童则以腹部肿块为主。成人常见腹痛和黄疸。

（四）MRI 表现

MRI 可以显示囊肿的大小、形态和走行，尤其 MRCP。囊肿内液体在 T_1WI 表现为低信号，T_2WI 呈高信号。

（五）诊断要点

（1）有黄疸、腹痛和腹内包块的典型症状。

（2）MRI 和 MRCP 见胆道系统扩张，而周围结构清楚、正常，无肿瘤征象。

（六）鉴别诊断

当胆管囊肿发生在肝外胆管时，须与肾上腺囊肿、肾囊肿、肠系膜囊肿和胰头假性囊肿相鉴别。

（王金宝　陆国秀）

第三节　胰腺疾病

一、胰腺癌

（一）概述

胰腺癌是最常见的一种胰腺肿瘤，近年来，其发病率有明显增长趋势，男性多于女性，以 50～70 岁发病率高，早期诊断困难，预后极差。

（二）病理

胰腺癌起源于腺管或腺泡，大多数发生在胰头部，约占 2/3，体、尾部约占 1/3。大多数癌周边有不同程度的慢性胰腺炎，使胰腺癌的边界不清，只有极少数边界较清楚。部分肿瘤呈多灶分布。胰头癌常累及胆总管下端及十二指肠乳头部，引起阻塞性黄疸，胆管及胆囊扩大；胰体癌可侵及肠系膜根部和肠系膜上动、静脉；胰尾癌可侵及脾门、结肠。胰腺癌可经淋巴转移或经血行转移到肝及远处器官；还可沿神经鞘转移，侵犯邻近神经，如十二指肠胰腺神经、胆管壁神经和腹腔神经丛。

（三）临床表现

胰腺癌早期症状不明显，临床确诊较晚。癌发生于胰头者，患者主要以阻塞性黄疸而就诊；发生于胰体、胰尾者，则常以腹痛和腹块来就诊。如患者有下列症状应引起注意：①上腹疼痛；②体重减轻；③消化不良和脂肪泻；④黄疸；⑤糖尿病；⑥门静脉高压。

（四）MRI 表现（图 7-12、图 7-13）

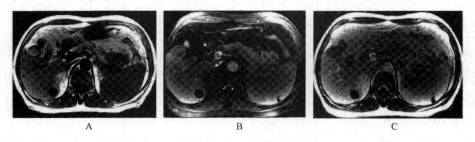

图 7-12　胰尾癌 MRI 表现

注　患者男，60 岁。A. T_1WI 肿瘤区可见不均匀低信号；B. T_2WI 显示胰腺尾部不规则增大，信号不均匀；C. 增强扫描，肿瘤轻度强化。

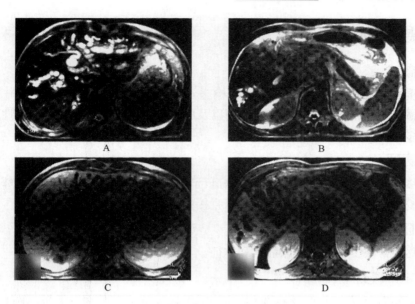

图 7-13 胰头癌 MRI 表现

注 患者女，41 岁。A、B. T_2WI 显示胰头增大，信号不均匀，边缘不清，肝内胆管扩张；C、D. 增强扫描，胰头肿块仍无明显强化。

MRI 诊断胰腺癌主要依靠它所显示的肿瘤占位效应引起的胰腺形态学改变，与邻近部位相比，局部有不相称性肿大。肿块形状不规则，边缘清楚或模糊。胰腺癌的 T_1 和 T_2 弛豫时间一般长于正常胰腺和正常肝组织，但这种弛豫时间上的差别不是每例都造成信号强度上的差别。在 T_1WI 约 60% 表现为低信号，其余表现为等信号；在 T_2WI 约 40% 表现为高信号，其余表现为等或低信号。肿瘤可压迫侵犯周围组织，如肝、肾以及压迫或包绕胰后的血管组织。肿瘤侵犯胰导管，使之阻塞，发生胰导管扩张，扩张胰管内的胰汁在 T_2WI 为高信号。胰头癌阻塞胆总管，引起胆总管扩张。如出现腹膜后淋巴结转移，则可见淋巴结肿大。癌向胰周脂肪组织浸润，显示为中等信号的结节状或条索状结构伸向高信号的脂肪组织，边界可清楚、锐利，也可模糊不清。胰周血管受侵犯，表现为血管狭窄、移位或闭塞。脾静脉或门静脉闭塞常伴有侧支循环形成，在脾门和胃底附近可见增粗、扭曲的条状或团状无信号血管影。肿瘤内部可出现坏死、液化和出血等改变，在 T_2WI 表现为混杂不均的信号，肿瘤性囊腔表现为不规则形的高信号，有时难与囊肿相鉴别。

（五）诊断要点

（1）有上腹痛、消瘦、黄疸等临床症状。

（2）MRI 检查见胰腺肿块和轮廓改变，肿块 T_1WI 呈低或等信号，T_2WI 呈高信号或低、等信号。

（3）胰周血管和脂肪受侵，淋巴结肿大，胰管和肝内胆管扩张。

（六）鉴别诊断

胰腺癌应与伴胰腺肿大的慢性胰腺炎、胰腺假性囊肿、胰腺囊腺瘤等相鉴别。

二、胰腺转移瘤

（一）概述

胰腺实质的转移性肿瘤并不少见，尸检报道胰腺转移瘤发生率占恶性肿瘤的 3% ~ 11.6%。肺癌、乳腺癌、黑色素瘤、卵巢癌以及肝、胃、肾、结肠等部位的恶性肿瘤都可以发生胰腺转移。

（二）病理

胰腺转移癌可以多发，也可以单发，除血行转移和淋巴转移外，胰腺常被邻近器官的恶性肿瘤直接侵犯。胃癌、胆囊癌和肝癌可以直接侵犯胰腺组织。

（三）临床表现

胰腺转移癌常缺少相关的临床症状和体征。

（四）MRI 表现

胰腺转移癌 MRI 表现与胰腺癌相似，T_1WI 表现为低或等信号，T_2WI 表现为混杂的高信号，可累及邻近器官和解剖结构。胰腺转移性肿瘤单发时，在影像上与原发癌不能区分，发现为多发病灶时，应考虑为转移性肿瘤的可能。

（五）诊断要点

（1）有其他部位原发恶性肿瘤病史及相关的临床症状和体征。

（2）MRI 检查见胰腺单发或多发病灶，T_1WI 呈低或等信号，T_2WI 呈混杂高信号。病灶多发，有助于诊断。

（六）鉴别诊断

胰腺转移癌单发时，需与胰腺原发癌相鉴别。

三、胰岛细胞瘤

（一）概述

胰岛细胞瘤多是良性肿瘤，分功能性和非功能性两种。功能性胰岛细胞瘤中，以胰岛素瘤和胃泌素瘤最常见，前者占 60% ~75%，后者约占 20%。胰岛细胞癌少见。

（二）病理

多为单发性，体、尾部多见，头部较少，也可发生于十二指肠和胃的异位胰腺。体积较小，一般为 0.5 ~5.0 cm，可小至镜下才发现。圆形或椭圆形实性小结节，质实，可钙化，伴出血、坏死时质可变软，界限清楚。瘤组织可纤维化、透明变、出血、坏死、钙化。良、恶性的鉴别以有无转移及包膜浸润为标准。

（三）临床表现

无功能性肿瘤往往以腹块为首发症状，多伴有其他腹部症状。功能性胰岛细胞瘤往往因其功能所致症状而就诊，如胰岛素瘤产生低血糖等有关症状，胃泌素瘤产生佐林格—埃利森（Zollinger-Ellison）综合征。化验检查时发现血中相关激素升高。

（四）MRI 表现

胰岛细胞瘤的 T_1 和 T_2 弛豫时间相对较长，T_1WI 为低信号，T_2WI 为高信号，圆形或卵圆形，边界锐利。T_1 和 T_2 加权像上病灶的信号反差很大，非常小的甚至尚未引起胰腺轮廓改变的胰岛素瘤也能检出。胰岛细胞瘤的胰外侵犯和肝转移，MRI 同样能很好地显示。特别是肝转移与原发灶相仿，即 T_1 和 T_2 时间均较长，因此在 T_2WI 上可呈现为单发或多发、边界清楚、信号强度很高的高信号区，即"灯泡征"，与肝海绵状血管瘤十分相似。因为胰岛细胞瘤的初步普查基于临床和实验室检查，仅有限的患者必须做影像学检查，目前提倡直接使用 MRI 这样昂贵的影像技术对这些病灶进行影像学普查。

（五）诊断要点

（1）典型的临床症状，激素测定以及阳性激发试验等。

（2）MRI 表现为胰腺占位，T_1WI 呈低信号，T_2WI 呈高信号，二者信号反差大。

（六）鉴别诊断

功能性胰岛细胞瘤结合典型临床表现和化验结果诊断容易，无功能胰岛细胞瘤需与胰腺癌和胰腺转移癌等相鉴别。

四、胰腺炎

（一）概述

胰腺炎是一种常见的胰腺疾病，分为急性胰腺炎和慢性胰腺炎。诊断主要依靠临床表现和实验室检查，影像诊断技术主要用来了解胰腺损害的范围以及观察并发症的发展情况。目前 MRI 对胰腺炎症性病变的诊断价值不大。

（二）病理

急性胰腺炎的主要病理改变。①急性水肿型（间质型），占 75% ~ 95%，胰腺肿大、发硬，间质有充血、水肿及炎症细胞浸润，可发生局部轻微的脂肪坏死，但无出血，腹腔内可有少量渗液。②急性坏死型（包括出血型），少见，占 5% ~ 25%，胰腺腺泡坏死、血管坏死性出血及脂肪坏死为急性坏死型胰腺炎的特征性改变。此型病死率甚高，如经抢救而存活，胰腺的病理发展可能有以下两个途径：①继发细菌感染，在胰腺或胰周形成脓肿；如历时较久，可转变为胰腺假性囊肿；②急性炎症痊愈后，可因纤维组织大量增生及钙化而形成慢性胰腺炎。

慢性胰腺炎是复发性或持续性炎症病变，主要病理改变为胰腺的纤维化改变，可累及胰腺局部或全部，使胰腺增大、变硬，后期可发生萎缩，常有胰管扩张、钙化、结石及假性囊肿形成，病变可累及胃和十二指肠，使之发生粘连和狭窄，甚至可压迫胆总管，导致胆总管扩张，有时也可引起脾静脉血栓形成或门脉梗阻。

（三）临床表现

急性胰腺炎的临床症状和体征与其病理类型有关，轻重不一，但均有不同程度的腹痛，伴有恶心、呕吐、发热。坏死性胰腺炎病情较重，可有休克。体检有腹部压痛、反跳痛，严重时有肌紧张，少数可有腹腔积液和腹块体征，实验室检查可发现血清淀粉酶与脂肪酶活性升高。

慢性胰腺炎多为反复急性发作，急性发作时症状与急性胰腺炎相似，表现为腹痛、恶心、呕吐和发热。平时有消化不良症状如腹泻等，甚至可产生脂肪下痢，严重破坏胰岛时可产生糖尿病，病变累及胆道可引起梗阻性黄疸。腹部检查若有假性囊肿形成，可扣及囊性肿块。血清淀粉酶活性可以升高或正常。

（四）MRI 表现（图 7-14）

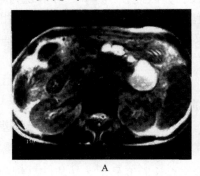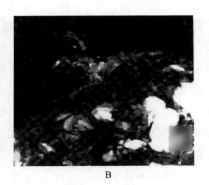

图 7-14　慢性胰腺炎 MRI 表现

注　患者男，59 岁。A. T_2WI 显示胰腺边缘不清，胰尾部及体部前方多个大小不等水样高信号区，边缘清楚；B. MRCP 显示肝内胆管轻度扩张，粗细不均匀。

急性胰腺炎时，由于水肿、炎症细胞浸润、出血、坏死等改变，胰腺明显增大，形状不规则，T_1WI 表现为低信号，T_2WI 表现为高信号，因胰腺周围组织炎症水肿，胰腺边缘多模糊不清。小网膜囊积液时，T_2WI 上可见高信号强度积液影；如出血，在亚急性期见 T_1WI 和 T_2WI 均为高信号的出血灶。炎症累及肝胃韧带时，使韧带旁脂肪水肿，于 T_2WI 上信号强度升高。慢性胰腺炎时胰腺可弥漫或局限性肿大，T_1WI 表现为混杂低信号，T_2WI 表现为混杂高信号。约 30% 的慢性胰腺炎有钙化，小的钙化灶 MRI 难以发现，直径大于 1 cm 的钙化灶表现为低信号。慢性胰腺炎也可使胰腺萎缩。胰腺假性囊肿在 T_1WI 表现为境界清楚的低信号区，T_2WI 表现为高信号。MRI 不能确切地鉴别假性囊肿和脓肿，两者都表现为长 T_1、长 T_2 信号，炎症包块内如有气体，说明为脓肿。

（五）诊断要点

（1）有腹痛、恶心、呕吐和发热等典型临床表现。化验检查血、尿淀粉酶活性升高。

（2）急性胰腺炎 MRI 示胰腺肿大，T_1WI 呈低信号，T_2WI 呈高信号，组织界面模糊，可并发脓肿、积液、蜂窝织炎、出血等。

（3）慢性胰腺炎 MRI 示胰腺体积可增大或缩小，T_1WI 呈混杂低信号，T_2WI 呈混杂高信号，常伴胰腺钙化、胰管结石和假性囊肿。

（六）鉴别诊断

急性胰腺炎若主要引起胰头局部扩大，应与胰头肿瘤相鉴别。慢性胰腺炎引起的局限性肿块应与胰腺癌相鉴别。慢性胰腺炎晚期所致胰腺萎缩，应与糖尿病所致胰腺改变及老年性胰腺改变进行鉴别。

（杨思琪　王　宏）

第八章

循环系统疾病的 MRI 诊断

第一节　先天性心脏病

先天性心脏病是儿童常见的心脏疾病，近年来，随着患病儿童人数急剧增长，先天性心脏病的诊断及治疗面临巨大的挑战。心血管造影检查一直是先天性心脏病诊断的"金标准"，但其为有创性检查，并且易受对比剂剂量的影响和投照体位的限制。无创性影像检查方式如超声心动图、多排螺旋 CT、心脏 MRI 检查在先天性心脏病的诊断方面有极大的优势。虽然心脏 MRI 检查分辨力不及 CT，但因其无辐射性及低对比剂反应，正逐渐成为先天性心脏病重要的检查方式。

一、房间隔缺损

房间隔缺损（ASD）指房间隔构成异常。缺损可以并发或不并发心内膜垫的畸形。ASD 分为原发孔型（Ⅰ孔型）ASD 和继发孔型（Ⅱ孔型）ASD。本节仅讨论继发孔型 ASD。

（一）病理与临床表现

ASD 的发生是由于胚胎发育第 4 周时，原始第一房间隔吸收过度和（或）第二房间隔发育不良导致的残留房间孔，主要血流动力学改变为心房水平左向右分流，使右心房、室及肺血流量增加。ASD 占先天性心脏病的 10% ~15%，根据缺损部位不同可分为以下 4 型。①中央型或称卵圆窝型，是本病最常见的一种类型，占 75%。位于房间隔卵圆窝处，四周房间隔组织完整。②下腔型，占 5% ~10%。缺损位于房间隔下方下腔静脉入口处，因其主要由左房后壁构成缺损后缘，故缺损没有完整的房间隔边缘，常并发右下肺静脉畸形引流入右心房。③上腔型，又称静脉窦型缺损，占 10%。缺损位于房间隔后上方上腔静脉入口下方，没有后缘，上腔静脉血直接回流至两侧心房，常并发右上肺静脉畸形引流入上腔静脉。④混合型，常为巨大缺损，兼有上述两种以上缺损。

（二）MRI 表现

1. 直接征象

表现为房间隔连续性中断。但因房间隔为膜性结构，黑血序列或常规 SE 序列受容积效应的影响，不能明确诊断且容易漏诊。亮血序列横轴面或垂直房间隔的心室长轴面（即四腔心层面）是显示 ASD 的最佳体位和方法。也可辅以薄层（以 3 ~5 mm 为宜）的心脏短轴面和冠状面显示 ASD 与腔静脉的关系并确定 ASD 的大小，为临床制订治疗方案提供依据。

2. 间接征象

包括右心房、室增大；右心室室壁增厚；主肺动脉扩张，其内径大于同一层面升主动脉内径。正常情况下，同一水平面主动脉与主肺动脉直径之比约为 1∶1。

3. MR 电影成像

在心房水平可见异常血流的低信号，根据血流方向来判定分流方向，同时可根据低信号血流束的面积粗略估测分流量。

对于单纯 ASD 可以通过测定左、右心室心输出量计算分流量。

二、室间隔缺损

室间隔缺损（VSD）是指胚胎第 8 周，心室间隔发育不全或停滞而形成的左、右心室间的异常交通，引起心室内左向右分流，产生血流动力学紊乱。

（一）病理与临床表现

VSD 是最常见的先天性心脏病，约占出生存活婴儿的 0.2% 和先天性心脏病的 20% ~ 25%。按病理解剖，VSD 分为漏斗部、膜部、肌部 3 型。

1. 漏斗部 VSD

又分为：①干下型 VSD，缺损紧位于肺动脉瓣下，位置较高，左室分流入右心的血液可直接喷入肺动脉，易并发主动脉瓣关闭不全；②嵴内型 VSD，位于室上嵴，漏斗部间隔内，但与肺动脉瓣有一定距离，左室分流的血液射入右室流出道。

2. 膜部 VSD

又分为：①单纯膜部 VSD，单发而局限于膜部间隔的小缺损，有的呈瘤样膨出；②嵴下型 VSD，室上嵴下方的膜部缺损，常较大；③隔瓣下型 VSD，缺损大部分位于三尖瓣隔瓣下方。

3. 肌部 VSD

位于肌部室间隔的光滑部或小梁化部，位置均较低，可单发或多发。

（二）MRI 表现

1. 直接征象

表现为室间隔连续中断。以横轴面及垂直室间隔左室长轴面显示最为满意。隔瓣后 VSD 于四腔心层面可见隔瓣后两心室间交通。嵴上型 VSD 垂直于室间隔根部，斜矢状面可见主动脉根部与右室流出道之间的圆锥部间隔消失。干下型及嵴内型 VSD 以短轴面显示为佳，可辅以矢、冠状面。在四腔心层面或五腔心层面经缺损部位平行室间隔采用薄层步进的方法扫描，可显示整个缺损的大小和形态。

2. 间接征象

少量分流者可无其他异常表现；大量分流可见心室增大，室壁增厚，肺动脉增宽，内径大于同一层面升主动脉内径等。

3. MR 电影成像

可见心室水平异常血流形成的低信号，依据血流信号判定分流方向及估测分流量，同时有利于发现小的或多发的 VSD。对于肌部小 VSD，仅在心室收缩期清楚地显示左向右分流。

隔瓣后 VSD 常并发主动脉瓣脱垂，造成主动脉瓣关闭不全，在左室双口位电影序列上可直接显示主动脉瓣区异常反流信号及主动脉瓣脱垂情况。经后处理还可测定射血分数、心输出量，评估心脏功能。

三、心内膜垫缺损

心内膜垫缺损（ECD）又称房室间隔缺损，是由于胚胎期腹背侧心内膜垫融合不全，原发孔房间隔发育停顿或吸收过多及室间孔的持久存在所导致的一组先天性心内复杂畸形群。

（一）病理与临床表现

ECD 包括原发孔房间隔缺损，室间隔膜部、二尖瓣前瓣及三尖瓣隔瓣的发育异常。发病率占先天性心脏病的 0.9% ~6.0%。主要分型如下。

1. 部分型 ECD

包括：①单纯型 I 孔型房间隔缺损；②I 孔型房间隔缺损，并发二尖瓣裂；③I 孔型房间隔缺损，并发三尖瓣裂。

2. 过渡型 ECD

I 孔型房间隔缺损，并发二尖瓣裂、三尖瓣裂。

3. 完全型 ECD

I 孔型房间隔缺损，共同房室瓣，室间隔缺损。

4. 心内膜垫型室间隔缺损

包括：①左室—右房通道；②心内膜垫型室间隔缺损。

国外大组病例报道，约 61.8% 的完全性 ECD 及 28% 的部分性 ECD 并发 21-三体综合征或唐氏综合征。其他并存畸形包括：10% 并发动脉导管未闭，10% 并发法洛四联症，2% 并发右室双出口，3% 并发冠状窦无顶综合征，少数可并发完全性肺静脉畸形引流、大动脉转位。

（二）MRI 表现

1. 直接征象

表现为房间隔下部及膜部室间隔连续中断。在亮血序列中以横轴面或四腔心层面显示最为满意，可见房间隔下部（即 I 孔型）连续中断，缺损无下缘，直抵房室瓣环，二尖瓣前叶下移，左室流出道狭长。完全性 ECD 表现为十字交叉消失，左、右房室瓣环融成一体，成一共同房室瓣，其上为 I 孔型房间隔缺损，其下为膜部室间隔缺损。左室—右房通道则表现为左室、右房间直接相通。

2. 间接征象

包括全心扩大，以右心房室增大为著；右心室壁增厚；中心肺动脉扩张，主肺动脉内径大于同水平升主动脉。

3. MR 电影成像

显示房室瓣区异常反流信号，并可进行半定量分析；根据房室水平异常血流低信号，估测分流量；并可经后处理测定射血分数、心输出量，评估心脏功能。

四、动脉导管未闭

动脉导管未闭（PDA）为常见的先天性心脏病之一。

（一）病理与临床表现

PDA 发病率为 9%～21%，男女比例为 1∶（2～30），动脉导管由左侧第六对主动脉弓的背侧部分发育而来，连接于左、右肺动脉分叉处与主动脉弓远端之间。88% 于生后 8 周完全关闭，少数可延迟至 1 年。持续不闭者即为 PDA，导致主—肺动脉水平连续性左向右分流。

PDA 按其形态可分为：①柱型，导管两端粗细相仿，也称管状型；②漏斗型，导管主动脉端粗，肺动脉端较细；③窗型，导管短而粗，又称缺损型，此型最少见。

（二）MRI 表现

1. 直接征象

黑血序列横轴面及左斜矢状面图像显示主动脉峡部与左肺动脉起始部间经动脉导管直接相连通，并可测量导管内径及长度，同时根据形态分型。亮血序列较黑血序列更为敏感，对于细小或管状扭曲的动脉导管，可采用薄层（3～5 mm）步进的方法逐层扫描。

2. 间接征象

左心房室增大，以左心室增大为著，且室壁增厚；升主动脉、主肺动脉及左、右肺动脉扩张。

3. MR 电影成像

可显示分流方向，并对分流量进行定量分析。

4. 3D CE-MRA

经 MIP 或 MPP 重建示主动脉峡部与左肺动脉起始部间经动脉导管直接相连通。通过重建可清晰地显示动脉导管形态，明确分型；并可分别测量动脉导管主动脉端、肺动脉端内径及动脉导管长度。这种方法较直观，临床医生易于接受，可为临床制订治疗方案提供依据。

五、法洛四联症

法洛四联症（TOF）是较常见的发绀型先天性心脏病，占先天性心脏病的 12%～14%。

（一）病理与临床表现

TOF 的主要畸形包括肺动脉狭窄、室间隔缺损、主动脉骑跨和右心室肥厚。其中，由于圆锥室间隔前移所造成的右室漏斗部狭窄及对位异常的高位室间隔缺损为其特征性改变。TOF 的血流动力学改变取决于肺动脉狭窄程度和室间隔缺损大小及其相互关系。TOF 并存的畸形包括：①多发性室间隔缺损，以肌部室间隔缺损为多；②外周肺动脉发育异常，包括左或右肺动脉起始部或肺内分支狭窄、一侧肺动脉缺如、扩张性改变等；③冠状动脉畸形，左前降支起源于右冠状动脉或右冠状窦、单冠状动脉畸形；④右位主动脉弓，占 20%～30%；⑤房间隔缺损；⑥永存左上腔静脉；⑦心内膜垫缺损；⑧其他畸形，包括肺动脉瓣缺如、三尖瓣下移畸形、右室异常肌束、主动脉瓣关闭不全等。

（二）MRI 表现

（1）黑血及亮血序列横轴面和斜冠状面可以显示右室漏斗部（即流出道）、肺动脉瓣环、主肺动脉及左右肺动脉主干的发育及狭窄程度。横轴面、四腔心层面及心室短轴面可以清楚地显示嵴下型室间隔缺损的大小，右心室壁肥厚，可达到或超过左室壁厚度。正常情况下，左室壁厚度约为右室壁厚度的 3 倍。对于并存肌部小室间隔缺损，可采用薄层步进的扫描方法。在横轴面和心室短轴面上显示升主动脉扩张，并可判定主动脉骑跨程度，若骑跨率较大，取垂直室间隔流出道部左室长轴面（即左室双口位），显示主动脉后窦与二尖瓣前叶之间是否存在纤维连接，这是与法洛四联症右室双出口的鉴别点。

（2）MR 电影成像可以显示肺动脉瓣环发育大小、瓣叶数目及开放程度；室间隔缺损分流方向，同时评价右心室功能，对评估预后有较大意义。

（3）3DCE-MRA 经 MIP 及 MPR 重建，可明确、直观地显示两大动脉空间关系，尤其是显示主肺动脉、左右肺动脉主干及分支的发育情况和狭窄程度。同时可以测量并计算肺动脉指数或 McGoon 指数，对手术术式选择有重要意义。

六、肺静脉畸形连接

肺静脉畸形连接（APVC）又称肺静脉畸形引流，是指肺静脉未能直接与左心房相连，而是直接或通过体静脉系统与右心房连接。

（一）病理与临床表现

APVC 分为完全型（即全部肺静脉与右心房或体静脉相连）和部分型（部分肺静脉与右心房或体静脉相连）两种类型。完全型 APVC 占先天性心脏病的 0.6%～1.5%。根据回流部位可分为 4 型。①心上型，肺静脉汇合成 1 支总干引流入垂直静脉→左无名静脉→右上腔静脉→右心房，占 50%。②心内型，直接引流至右心房或冠状静脉窦，占 25%～30%。③心下型，肺静脉汇合成 1 支总干，经横膈引流入下腔静脉、门静脉或肝静脉，占 13%～25%。均因回流受阻而存在肺静脉高压。④混合型，各分支分别引流至不同部位，占 5%～7%。多为一侧肺静脉连接于左垂直静脉而其余肺静脉连接于冠状静脉窦。

完全型 APVC 几乎均并存房间隔缺损，25%～50% 并发动脉导管未闭，约 1/3 并发其他畸形，如单心室、永存动脉干、大动脉错位、肺动脉闭锁、主动脉弓发育不全、法洛四联症、右室双出口、无脾综合征、多脾综合征等。

部分型 APVC 可单独存在，但常并发Ⅱ孔型房间隔缺损。右肺的部分型 APVC 远比左肺多见。常见的引流部位有下腔静脉、右上腔静脉、右心房、左无名静脉等。其血流动力学改变与心房水平左向右分流相似。

（二）MRI 表现

（1）黑血及亮血序列横轴面和冠状面为最佳体位，辅以斜矢状面可追踪肺静脉走行，显示肺静脉汇合的主干，异常引流途径及引流部位。利用亮血序列的横轴面加四腔心层面可显示两心房形态、大小及心房水平交通情况，以鉴别房间隔缺损与卵圆孔未闭。

（2）MR 电影成像可明确显示有无房间交通的右向左分流，并估计分流量。显示肺动脉高压的程度。评价心功能，右心功能不全时肺动脉瓣及三尖瓣区可出现异常反流信号。在追踪肺静脉走行时，如果上述畸形显示不满意或可疑时，可复制相应层面并利用薄层步进扫描方法进行调整，其显示畸形会比黑血或亮血序列更加清楚。

（3）3D CE-MRPV 经 MIP 及 MPR 重建可明确、直观、全面地显示肺静脉走行、异常引流途径、引流部位及有无肺静脉狭窄并存。应利用薄层 MIP 重建方法，逐一显示 4 条肺静脉与左心房的关系，以及异常回流的肺静脉与体静脉或右心房的异常交通部位，这是诊断本病的关键，对于临床手术具有指导作用。但应注意，如果在重建过程中发现有遗漏畸形，可重新选择相应层面用 MR 电影成像证实，避免因容积效应所产生的假象干扰。

七、先天性肺动脉狭窄

先天性肺动脉狭窄（PS）占先天性心脏病的 10%～18%。

（一）病理与临床表现

PS 根据狭窄部位不同可分为 4 型。①瓣膜型狭窄，最为常见，瓣膜在交界处融合成圆锥状，并向肺动脉内突出，瓣膜增厚，瓣叶多为 3 个，少数为 2 个。漏斗部易形成继发性狭窄，肺动脉主干有不同程度的狭窄后扩张。常并发 ASD、VSD、PDA 等。②瓣下型狭窄，较为少见，可分为隔膜型狭窄和管状狭窄。前者表现为边缘增厚的纤维内膜，常在漏斗部下方形成纤维环或膜状狭窄；后者由右心室室上嵴及壁束肌肥厚形成，常并发心内膜纤维硬化。③瓣上型狭窄，可累及肺动脉干、左右肺动脉及其分支，单发或多发。半数以上病例并发间隔缺损、PDA 等其他畸形。④混合型狭窄，上述类型并存，以肺动脉瓣狭窄并发漏斗部狭窄常见。

（二）MRI 表现

（1）黑血及亮血序列轴面、斜冠状面和左前斜垂直室间隔心室短轴像可显示右室流出道、主肺动脉、左或右肺动脉主干的狭窄部位、程度及累及长度。

（2）MR 电影成像可显示肺动脉瓣环发育情况、瓣叶数量及狭窄程度，并可显示粘连瓣口开放受限形成的"圆顶征"及低信号血流喷射征。

（3）CE-MRA 不仅可直接显示右室流出道，测量中心肺动脉狭窄程度，还可通过重组图像逐一显示段级以上周围肺动脉狭窄，能够有效评价肺动脉的发育情况。

（王　楠　于海冰）

第二节　缺血性心脏病

由于冠状动脉阻塞造成心肌缺血，急、慢性心肌梗死以及导致的心脏形态上及功能上的改变，统称为缺血性心脏病。心脏 MRI 可以对缺血性心脏病进行形态学、局部及整体心功能评价、心肌灌注成像、心肌活性检查等。

一、心肌缺血

（一）心脏形态改变

在心肌缺血比较严重时，可发生心脏形态学改变，主要包括相应供血区域局部心肌变薄，心腔扩大；但在多数情况下，心肌缺血往往无明显形态学改变，而主要表现在功能方面的异常。

（二）心脏功能改变

1. MR 首过心肌灌注成像（MRFPMPI）

在正常情况下，冠脉血管可以通过自身调节使冠脉血流量基本维持在正常水平，即冠脉平滑肌随着冠脉灌注压增加或减少而有相应的收缩或舒张，从而使生理状态下静息时的冠脉血流量保持恒定，心肌灌注无明显变化。当冠状动脉存在狭窄时，通过此处的血流减少，导致心肌灌注减低和心肌氧供减少。灌注减低最初发生在心内膜下心肌，随着冠脉血流的进一步减少，灌注缺损逐渐延展至心外膜，呈透壁性。因此，对于左心室功能，首先出现的是舒张功能受损，然后是收缩功能受损。当仅仅出现轻度的舒张功能减低时，心电图（ECG）变化和临床心绞痛症状不一定会出现，而心肌灌注异常会发生在心肌缺血一连串病生理变化的早期，因此节段性心肌灌注异常是评估心肌缺血更为敏感的指标。而且，在同一次扫描过程中，MR 心肌灌注结合形态、室壁运动情况能够对心脏形态、功能作出综合、准确的评价。

心肌血流灌注异常是因心外膜下冠状动脉和（或）其小血管的狭窄、阻塞导致的心肌缺血所致。重度冠状动脉狭窄时，在静息状态下可出现灌注异常，而冠状动脉轻至中度狭窄，由于代偿性血管扩张储备，即小血管进行性扩张，可维持冠状动脉血流，所以静息状态下心肌灌注可无异常变化。此时如应用药物负荷试验，因狭窄冠脉供血区心肌小血管已经处于扩张状态，血管扩张剂不能诱发该处的冠脉血流储备，但可使正常冠脉血管扩张，血流迅速增加，造成冠脉狭窄远端的心肌血流相对或绝对减少，形成"冠状动脉窃血"而诱发心肌缺血。

MRFPMPI 检查是诊断心肌缺血的有效方法。它能反映心肌局部组织的血流灌注情况，结合负荷试验可以判定心肌是否存在缺血。其采用快速 MR 成像序列，在对比剂 Gd-DTPA 首次通过心肌组织时（持续 10～15 秒）进行快速心脏成像。Gd-DTPA 为顺磁性化合物，缩短组织的 T_1 弛豫时间，在 T_1WI 上表现为高信号，正常情况下，Gd-DTPA 对比剂到达之前，心脏（心腔及心肌）在翻转预饱和脉冲（如 IR-Turbo Flash 序列）后呈低信号，随着外周静脉注入的对比剂首先进入右心室，在右心室腔呈高信号，之后 5～6 个心动周期，对比剂进入肺循环，左心室仍为低信号，随后左心室腔出现强化，1～2 个心动周期的延迟后，心肌逐渐从心内膜到心外膜出现信号强度升高，心肌强化的峰值，即心外膜完全强化通常出现在对比剂到达左心室腔后的 10 个心动周期内。正常心肌增强是均匀一致的，即自心内膜至心外膜信号强度相同。冠状动脉狭窄时，其供血的局部心肌血流量相对减少，对比剂含量低于正常灌注的心肌组织，故局部心肌信号相对减低，即心肌灌注减低，据此 MRFPMPI 可检测冠状动脉狭窄引起的心肌缺血。

MRFPMPI 检查的图像主要通过目测定性法和定量计算方法进行分析。定性评估方法简便、易行，在临床工作中能够综合、快速地评估心肌灌注图像。根据心肌缺血的程度不同，MRFPMPI 异常可表现为：①静息状态各段心肌灌注正常，负荷状态心内膜下心肌或全层心肌透壁性灌注减低或缺损；②静息状态缺血心肌灌注减低或延迟，负荷状态灌注缺损；③静息状态缺血心肌灌注缺损。灌注减低是指心肌强化高峰期缺血区心肌信号强度低于同层正常心肌呈低强化；灌注缺损是指严重心肌缺血表现为持续、固定的极低强化和无强化；但多数灌注减低在灌注后期图像上都会出现强化，即缺血区心肌强化高峰迟于正常心肌，则称灌注延迟。灌注异常区多数与冠脉供血区相吻合。国外有些学者对多例确诊及怀疑冠心病者进行 MRFPMPI 定性分析与冠状动脉造影对照研究，结果显示，MRFPMPI 检测冠心病的敏感性与特异性分别为 93% 和 60%～85%。

需要注意的是，部分正常病例对比剂到达左心室后的最初几幅图像，其心内膜附近表现为"黑线（dark rim）"信号伪影，通常出现在心肌强化峰值之前，容易误认为灌注异常，这种现象是由于心腔与心肌之间有显著的信号强度差形成化学位移伪影所致。此伪影短暂存在，并随心肌强化高峰的到来而消失。此外，正常情况下乳头肌也可表现为低度强化，信号强度低于正常心肌，可能会对图像判定产生混淆。

灌注图像的定性分析需要医生的经验，个体差异较大。而且这种方法通过鉴别不同节段之间相对信号增强差别来作出判断，特别是图像信噪比较低时，可能会出现误差。

心肌灌注半定量或定量评估首先需要利用后处理软件在图像上定义兴趣区（ROI），一些自动计算程序可检测心外膜和心内膜边缘，从而提高了ROI勾画的速度。但是，自动程序往往不准确，必须人工纠正这些错误以保证数据的准确性。选取ROI需要一定的经验，注意不要将左心室室壁内侧的乳头肌和肌小梁包括在兴趣区中。测量连续图像上每一个兴趣区的平均信号强度，可得到一系列心肌节段和室腔的信号强度时间曲线，计算峰值信号强度、峰值时间、平均通过时间（MTT）及曲线斜率来反映正常与缺血心肌灌注的相对关系。其中峰值信号强度反映了对比剂局部峰浓度，曲线斜率反映了局部对比剂浓度增加引起T_1变化的速度。根据曲线，以未增强前左室心肌和血池信号强度均值为信号基础值，计算出心肌灌注缺损和正常心肌的信号强度增加值与血池信号强度基础值的比值和信号增加的斜率。分析比较得到数值，可以识别心肌缺血的区域。

此外，其他一些方法可以更准确地定量评估血流，如心肌灌注储备（MPR）。MPR是指冠状动脉扩张条件下与基础条件下心肌血流的比值。冠状动脉狭窄后侧支循环的产生使区域性心肌血流的比值背离冠状动脉血流储备，其背离程度取决于侧支血流的建立水平。因此，区域性心肌灌注储备比值能间接地反映冠脉狭窄后侧支血流的建立水平。另外，区域灌注的差异可用相对灌注指数（RPI）来评价，该指数定义为同一状态下，狭窄冠脉供血范围内心肌灌注与远处正常心肌灌注的比值。MPR和RPI同被视为评价心肌缺血严重程度的指标。目前通过MRI测定的心肌灌注储备得到的并不是心肌绝对血流量的比值，而是分别反映血流量变化的参数—血容量和血流速度进行测定的比值，是一种半定量的测定。整个心肌灌注储备测定分两步进行：①使用扩冠药物前，即静息状态，进行心脏常规扫描，随后行心肌灌注MRI扫描；②注射负荷药物同时行心肌灌注MRI扫描，按左室短轴方向相同层面进行重复扫描。在左心室前壁、侧壁、后壁、间壁划定ROI区，画出负荷前后的心肌信号强度—时间曲线。心肌灌注曲线的分析和处理是测定心肌灌注储备的关键，测定MTT、心肌信号的峰值（Sip）、心肌信号强度的最大增加值（SIm）、曲线的最大上升斜率（slope）和心肌信号的峰值所对应的时间（TP）。临床实验研究以及统计学分析证明，Slope、1/MTT负荷后与负荷前的比值能够全面地反映心肌灌注储备。

但由于使用的MRI设备、扩冠的药物、测定方法的不同，目前临床上MRI心肌灌注测定尚无统一的正常值及异常值参考范围。

2. MR延迟心肌灌注成像（MRDEMPI）

心肌缺血主要在MRFPMPI上表现异常，而在MRDEMPI表现正常，延迟期扫描心肌内未见异常强化信号。

3. 心脏运动功能

室壁运动功能可以正常，也可以出现节段性室壁运动异常。GRE序列心脏电影成像可显示。因为此型冠心病的缺血心肌尚有收缩储备功能，在小剂量 <10μg/（kg·min）正性

肌力药物如多巴酚丁胺的作用下，缺血心肌的收缩功能可正常或减低，射血分数（EF）可正常或下降。

二、心肌梗死

心肌梗死（MI）是在冠状动脉粥样硬化基础上，伴有斑块破裂、出血，血栓形成或冠状动脉痉挛等原因引起管腔急性闭塞，冠状动脉血流中断或急剧减少，使相应的心肌发生持续而严重的急性缺血，最终导致心肌缺血性坏死。可依据病程的长短分为急性心肌梗死（AMI）和陈旧性心肌梗死（OMI）。急性心肌梗死又可依据梗死时间的长短分为急性期（冠状动脉急性闭塞 < 6 小时）和亚急性期（冠状动脉急性闭塞 < 72 小时）。而病程大于 6 周时，则称为陈旧性心肌梗死。

（一）病理与临床表现

急性心肌梗死的主要病理改变为，当冠状动脉急性闭塞持续 1 小时后，心肌细胞肿胀，线粒体异常改变，如水肿和内部断裂等变化以及核染色质中出现无定形的絮状物聚集，边缘加深和肌原纤维松弛等。缺血持续 2 小时后，某些细胞的改变向不可逆性变化发展，如肌原纤维紊乱、线粒体成团聚集。8 小时后，间质水肿明显，肌内细胞核固缩，然后发生溶解，细胞膜的完整性遭到破坏。8 天左右，坏死的肌内纤维逐渐被溶解，肉芽组织在边缘首先出现。血管和成纤维细胞继续向内生长，同时移去坏死的心肌细胞。以上过程持续到梗死后的 4 ~ 6 周，到第 6 周梗死区通常已经成为牢固的结缔组织瘢痕，其间散布有未受损害的心肌纤维。

梗死常从心室壁内膜下与中层开始，再发展至外层心肌，心内膜薄层心肌受累，直径 1 ~ 2 mm 的梗死称为心内膜下梗死。从心内膜至心包贯穿全心壁的梗死称为透壁心肌梗死，可达到 7 ~ 8 mm。病理上根据心肌梗死范围分为 3 型。

1. 透壁性心肌梗死

病变累及心室壁全层，为典型的心肌梗死类型。大多数位于左心室。

2. 心内膜下心肌梗死

其特点是心肌坏死主要累及心室壁心肌的内 1/3 层，并可波及肉柱及乳头肌。最严重的病例，坏死灶扩大、融合而成为累及整个心内膜下心肌的坏死，称为环状梗死。患者通常存在 3 支冠状动脉主干严重的动脉粥样硬化并狭窄，但绝大多数既无血栓，也无阻塞，这说明严重、弥漫的冠状动脉病变是此型心肌梗死发生的前提。当患者由于某种原因（如休克、心动过速、不适当的体力活动）引起冠状动脉供血不足时，可造成各支冠状动脉最远端供血区域（心内膜下心肌）缺氧，因 3 支冠状动脉均严重狭窄，侧支循环几乎不能改善心肌的供血，因而导致心肌坏死。

3. 灶性心肌梗死

病灶较小，在临床上多无异常表现，生前常难以发现。为多发性小灶状坏死，病灶分布常不限于某一支冠状动脉的供血范围，而是不规则地分布。

（二）MRI 表现

1. 心肌形态

在 SE 序列 MR 图像上，心肌为中等信号强度，类似骨骼肌的信号强度，呈"灰白色"，明显区别于周围心外膜下脂肪的高信号和相邻心腔内血流的低、无信号（呈"黑色"）。梗死心肌及周围水肿，其 T_1 及 T_2 弛豫时间延长，在 T_2WI 图像上心肌呈高信号。Higgins 等研究发现，心肌 T_2 弛豫时间与心肌含水量的百分比呈线性相关。根据心肌信号强度有无增加可区分梗死心肌及正常心肌。急性心肌梗死发生后，24 小时即可在 T_2WI 上观察到信号强度的增加，7～10 天梗死区呈高信号强度，而且梗死区 T_2WI 权重越大，与正常心肌之间对比越强。然而在急性期梗死心肌周围存在明显水肿，所以高信号面积大于真正的梗死范围。亚急性期心肌信号异常面积与梗死范围大致接近，慢性期由于梗死心肌瘢痕形成，水分含量较低，故心肌信号强度低于正常心肌组织。因此，陈旧性心肌梗死 SE 序列上表现为低信号，在 T_2WI 上较 T_1WI 信号减低更明显。

2. 心肌厚度

MRI 可直接显示心肌，心外膜和心内膜的边界清晰可见。因此，该方法可经精确测量得知心肌梗死后心肌变薄的程度，对于有透壁心肌梗死病史的患者能够确认梗死区是否存在足够的残留心肌，为判定是否适合血管搭桥术提供依据。

陈旧性坏死心肌组织的吸收、纤维瘢痕形成是局部心肌变薄的病理基础，节段性室壁变薄是陈旧性心肌梗死的重要形态学改变。前降支阻塞造成前、侧壁和（或）前间隔壁室壁变薄，右冠状动脉阻塞者，后壁和（或）下壁膈段变薄。SE 及 GRE 序列上判断标准为：梗死区室壁厚度小于或等于同一层面正常心肌节段室壁厚度的 65%。透壁陈旧性心肌梗死由于瘢痕形成，室壁明显变薄，静息 MR 电影可通过测量室壁厚度来鉴别透壁瘢痕和存活心肌。将正常人平均舒张末期室壁厚度减 2.5 个标准差，即舒张末期室壁厚度小于 5.5 mm 定义为透壁瘢痕组织。MRI 采用这一标准鉴别透壁瘢痕。

3. 心肌灌注

包括钆对比剂首过灌注和延迟灌注成像。

（1）MR 首过心肌灌注成像（MRFPMPI）：显示心肌梗死后瘢痕组织的灌注减低、缺损，但由于梗死心肌存在再灌注，心肌梗死还可表现为心肌灌注正常。灌注正常的梗死心肌是无微循环损伤或损伤较轻的再灌注心肌，小冠脉阻塞伴充分的侧支血流也表现为均匀心肌增强，即心肌灌注正常。而且，缺血性心脏病病生理学表现是不均衡的，如梗死可局限于心内膜下区，向心外膜层扩散，且功能可恢复心肌节段（冬眠或顿抑心肌）可位于梗死邻近区。这种现象证明检出存活或不存活心肌和预测功能恢复具有一定困难。因此，单独MRFPMPI检查无法诊断梗死心肌，更无法判断梗死心肌内是否有存活心肌，从而临床无法决定是否采取干预进行血运重建。

（2）MR 延迟心肌灌注成像（MRDEMPI）：显示心肌延迟强化是心肌坏死的标志，提示心肌细胞死亡，细胞间质容积增加，造影剂排出时间延长。动物实验证明，损伤但仍存活的心肌在心肌梗死急性期（≤7 天），心肌灌注 MR 首过时相表现为充盈缺损，延迟时相没有明显强化；而死亡心肌在心肌梗死稳定期（≥28 天）MR 心肌灌注首过时相表现为充盈缺损，延迟时相有明显强化。进一步观察，心肌梗死从急性期向稳定期发展过程中，灌注后延迟时相受损心肌细胞从明显强化到不强化，提示这部分细胞具有生存能力；而延迟时相急性期心肌梗死区心肌细胞的不强化到稳定期心肌梗死的明显延迟强化，表明这样的心肌细胞已死亡。急性亚急性期心肌梗死，可逆性及不可逆性心肌损伤均有可能出现延迟增强，慢性心肌梗死延迟增强仅见于不可逆梗死组织。急性期心肌梗死和稳定期心肌梗死都可能有延迟时相的强化，二者病理学基础不同：前者心肌细胞水肿，而无亚细胞结构的崩解，血供尚存；后者心肌细胞间隙增大，造影剂存留时间长。

心肌梗死表现为心肌信号增强，MR 成像空间分辨力较高，可显示和分析心肌增强的透壁程度，可分为以下 3 种类型：①透壁增强，全层心肌增强，可为均匀增强或中央低或无增强的边缘增强，反映微循环阻塞；②非透壁增强，心内膜下心肌或心内膜下至中层心肌增强，心外膜下至中层或心外膜下心肌无增强，后者属存活心肌；③混合型增强，同一心肌段内透壁和非透壁增强并存。

联合应用 MRDEMPI 和电影 MRI，有利于鉴别正常心肌、冬眠心肌和坏死心肌。MRDEMPI 显示心肌呈低信号，而心肌运动正常，提示为正常心肌组织存活；MRDEMPI 显示心肌呈低信号，电影 MRI 示节段性运动功能失调，提示为冬眠心肌；MRDEMPI 显示心肌呈高信号，电影 MRI 示心肌节段性功能运动失调，提示为坏死心肌。

附：心肌梗死的并发症

左心室室壁瘤（VA），包括真性、假性室壁瘤，是心肌梗死的常见并发症之一。两者需相互鉴别，真性室壁瘤常位于前壁及近心尖部，瘤口较大。假性室壁瘤少见，多发于左室后壁和膈段，且瘤口小、瘤体大，因其瘤壁为纤维组织包裹，故形态不规则，破口的直径多小于瘤体最大直径的一半。通常叙述的室壁瘤多指真性室壁瘤，其是由于心肌梗死后，病变部位被瘢痕组织所取代，其间心肌纤维消失或仅有少量残余，心室壁明显变薄，丧失收缩力或收缩力减弱，因而膨出，形成膨胀瘤。发生率约占心肌梗死患者的 20%，特别是广泛前壁心肌梗死最为多见，多发生于前壁及心尖部，也可见于后壁及膈面，并累及室间隔及乳头肌。其特征性的表现就是矛盾运动，又称反向搏动，心室收缩时，其他部分收缩，病变处心室壁向外扩张，室壁明显变薄（厚度≤2 mm），舒张期则向内收缩。

左心室附壁血栓形成，冠心病患者血液凝固性增强，容易发生血栓形成和栓塞，容易使梗死部位粗糙的心内膜面形成附壁血栓。由于心室内附壁血栓破碎、脱落，从而引起脑部及外周动脉系统栓塞，常引起严重的并发症。

室间隔穿孔，导致二尖瓣关闭不全的乳头肌断裂。室间隔穿孔（这里指的是肌部室间隔穿孔）后，胸骨左缘第 4 肋间出现响亮而粗糙的收缩期杂音（SM）及震颤，类似于先天性心脏病的室间隔缺损。乳头肌断裂后可发生急性乳头肌功能不全，引起二尖瓣关闭不全。

心功能不全又称心力衰竭，是指由于心输出量减低或心腔不能将静脉回心血液充分排入动脉系统中，或两种情况并存，而引起的动脉系统血流灌注不足，不能适应人体的代谢需要，以及静脉系统出现淤血现象的一种临床综合征，是各种心脏病的最终结局。成人射血分数正常值为 55%～65%。冠心病心功能不全时，射血分数均有不同程度的下降。其 EF 值≤50% 即可诊断。按发生的过程可分为急性和慢性两种，按症状和体征可分为左、右和全心功能不全，或者按照心动周期内不同时相的功能障碍亦分为舒张功能和收缩功能衰竭。心肌梗死时，因左室心肌功能受损而引起左心衰竭，病情进一步发展，在左心衰竭的基础上，进一步发生肺动脉高压而累及右心系统，以致全心衰竭。缺血性心脏病由于心肌收缩功能障碍而引起的心功能衰竭，心输出量降低，心脏增大，EF 值下降，属于收缩功能衰竭。

心肌梗死并发症的 MRI 表现主要包括室壁瘤、左心室附壁血栓、室间隔穿孔破裂等。

1. 室壁瘤

主要表现有：①形态学上于心室舒张期室壁局限性异常膨突，左室壁节段性变薄的范围较大，多累及 3 个以上阶段，变薄程度较重，尤其是陈旧性心肌梗死并发室壁瘤者，室壁可薄至 1 mm；②MR 电影示室壁矛盾运动或运动消失，收缩期增厚率消失；③室壁瘤心肌信号在急性期呈高信号，慢性期呈低信号；④需与左室假性室壁瘤相鉴别，真性室壁瘤常位于前壁及近心尖部，瘤口较大。假性室壁瘤少见，多发于左室后壁和膈段，且瘤口小、瘤体大，因其瘤壁为纤维组织包裹，故形态不规则，MRI 可显示破口的直径，多小于瘤体最大直径的一半。

2. 左心室附壁血栓

在 GRE 序列表现为附着于心室壁或充填在室壁瘤内的团片样充盈缺损。SE 序列血栓的信号强度随血栓形成的时间（即血栓的年龄）而异。亚急性血栓 T_1WI 常表现为中等至高信号，T_2WI 呈高信号；而慢性血栓在 T_1WI 和 T_2WI 均呈低信号。经胸超声心动图易遗漏心尖部室壁瘤内的附壁血栓，SE 序列结合 MR 电影有助于区别附壁血栓及该部的缓慢或停滞的血流。延迟心肌灌注成像，因梗死心肌增强，可更清晰地显示心室腔内附壁血栓。

3. 室间隔穿孔破裂

主要表现有：①室间隔连续性中断，以横轴面及四腔心层面显示最为清晰；②MRI 电影可见心室水平异常血流信号，并判定分流方向及估测分流量。

（唐丹丹）

第三节　心脏瓣膜疾病

常见的心脏瓣膜疾病是二尖瓣狭窄以及二尖瓣关闭不全。

一、二尖瓣狭窄

风湿性心脏病是二尖瓣狭窄最常见的原因，占 95% 以上，风湿性心脏病侵犯二尖瓣瓣叶及腱索，致前后叶交界处粘连、纤维化、瓣叶增厚，瓣下腱索融合、短缩，晚期瓣叶组织钙化。其次为老年退行性变，其他原因罕见。按瓣膜病变程度及病变瓣膜形态，将二尖瓣狭窄分成隔膜型与漏斗型两类。正常二尖瓣口面积为 4.0 ~ 6.0 cm^2，瓣口面积缩小到 1.5 ~ 2.0 cm^2 为轻度狭窄，1.0 ~ 1.5 cm^2 为中度狭窄，1.0 cm^2 以下为重度狭窄。

二尖瓣狭窄时，血液从左心房进入左心室发生障碍，左心房血液滞留，血量增多，左心房扩大，压力升高，使肺静脉逆流（肺静脉无静脉瓣），肺循环阻力增高，血容量增加，肺泡气体交换失常，肺小动脉长期痉挛，管壁纤维组织增生、硬化，内膜纤维硬化，管腔缩小，引起肺动脉高压，右心室代偿性心肌肥厚，心腔扩大，三尖瓣相对性关闭不全，血液反流，右心房压力增高、扩张，导致右心衰竭。而左心室长期血液量充盈不足，负荷减轻，左心室可发生萎缩、变小或正常。可并发左心房血栓。

（一）病理与临床表现

本病临床表现如下。①呼吸困难，病变早期，患者体力活动后出现心悸、气短；当病变发展到肺动脉高压时，患者在安静状态下也可发生气短，重者不能平卧，端坐呼吸。②咳嗽、咯血，劳动后常出现干咳，可有黏液性或粉红色泡沫样痰。有 15% ~30% 的患者有不同程度的咯血。轻者因肺毛细血管破裂所致，表现为痰中带血丝；重者因支气管静脉曲张破裂所致，多为大量咯血。急性肺水肿时，咳大量粉红色泡沫样痰。③心悸、胸痛、发绀、水肿等症状，水肿多是右心功能代偿失调所致。可出现典型的二尖瓣面容，即口唇发绀、两颊紫红色，严重者有色素沉着。心脏杂音表现为心尖区舒张期杂音，第一心音亢进及开瓣音。

（二）MRI 表现

直接征象如下。①瓣膜开放受限，MR 电影显示瓣膜开放的程度、形态，瓣膜交界处融合，可见"圆顶征""喷射征"，通过狭窄二尖瓣的快速血流形成信号的丢失，于心脏舒张期呈自二尖瓣向左心室方向的条束状低信号区，其范围大小及与左心室面积的百分比，与狭窄二尖瓣的跨瓣压差有良好的相关性，可以半定量评估狭窄程度。②瓣膜形状、大小、瓣叶厚度、赘生物及活动度改变。垂直于室间隔和平行于室间隔的左室长轴面黑血序列可测量瓣膜的厚度、大小，MR 电影显示瓣膜的厚度及运动，可观察收缩期及舒张期瓣膜形态。③瓣环大小改变，垂直于室间隔和平行于室间隔的左室长轴面心脏 MR 电影可测量收缩期及舒张期的瓣环直径。

间接征象如下。①瓣膜狭窄后血流速度加快，应用 PC 法进行狭窄前、后的血流速度测量，可以测量平均血流速度、最大血流速度、前向血流量、反向血流量等，可见血流速度增快。根据简化的 Ber-noulli 方程计算左心房与左心室的跨瓣压差，估测二尖瓣狭窄的程度。②左心房扩大及左心房血栓，二尖瓣狭窄，舒张期血流通过瓣口的阻力增加，左房压升高，致左心房扩大，MRI 可以测量左心房各个径线。左房血栓最好发于左心耳或左房外侧壁，自旋回波序列根据血栓形成时间不同，信号不同。T_2WI 陈旧性血栓信号较低。应用 Gd-DTPA 增强扫描，血栓无明显强化。③右心室肥厚、扩张，心脏长、短轴面断面像或电影可见右心室增大的程度及室壁的厚度。

二、二尖瓣关闭不全

二尖瓣关闭不全常见的原因如下。①动脉粥样硬化性心脏病：心肌缺血或梗死后，乳头肌、腱索断裂或延长，或左心室功能不全、左心室扩大、瓣环扩张、瓣叶脱垂等引起二尖瓣关闭不全；二尖瓣瓣环及瓣下组织钙化。②风湿性心脏病：单纯风湿性二尖瓣关闭不全比较少见。主要是瓣膜和瓣下纤维组织增生、增厚、瘢痕形成，瓣叶游离缘缺损、卷曲、硬化、钙质沉积，瓣叶面积缩小，不能完全闭合。腱索和乳头肌纤维组织增生、变硬、短缩、粘连。③特发性腱索断裂。④感染性心内膜炎：瓣叶结构破坏，可导致穿孔，可见瓣叶赘生物、脓肿、膨出瘤形成。⑤高血压：引起二尖瓣环扩大、腱索断裂、二尖瓣瓣叶损坏、左室功能的损害，导致二尖瓣关闭不全。有研究者报道二尖瓣边缘有纤维小结和淋巴细胞浸润。⑥扩张型心脏病：可使瓣环扩大，进而引起功能性关闭不全。

本病少见的原因：①胶原组织病，如播散性红斑狼疮、类风湿关节炎等；②结缔组织病，如马方综合征、埃勒斯—当洛（Ehler-Danlos）综合征等；③其他，如穿通性或非穿通性外伤、肥厚型心肌病、左房及左室黏液瘤、心内膜弹力纤维增生症等。

（一）病理与临床表现

患者在心脏收缩期因血液反流入左心房，使左心房容量增加，压力升高，心腔扩大，心肌肥厚。左心室舒张时，由左心房进入左心室血量增加，左心室负荷加重，心肌代偿性肥厚。左心室失代偿，出现肺淤血、肺动脉高压，晚期右心失代偿，引起全心衰竭。

主要临床表现包括：①疲乏、无力，左心功能受损，心输出量减少，使患者活动耐力受限；②心悸，左心室收缩增强或心律失常；③劳力性呼吸困难，左心衰竭，为肺静脉压力升高所致，严重者可出现夜间阵发性呼吸困难和右心衰竭的征象；④心脏杂音，可闻及心尖部柔和的收缩期吹风样杂音，杂音向左腋下传导，呼气时增强，肺动脉瓣区第二心音分裂在吸气时更明显，偶可闻及第三心音。

（二）MRI 表现

直接征象如下。①瓣膜处血液的反流，MR 电影可见收缩期通过二尖瓣反流入左心房的血液形成信号的丢失，于收缩期呈自二尖瓣向左心房方向的条束状低信号区。二尖瓣反流束可以位于中心，也可以是偏心性的。②瓣膜的形状，瓣叶大小、厚度及活动度改变，垂直于室间隔及平行于室间隔的左室长轴面 MR 电影显示瓣叶的运动，可见瓣膜脱入左心房。可测量瓣叶的厚度、大小。③瓣环扩大，垂直于室间隔和平行于室间隔的左室长轴面心脏 MR 电影可测量收缩期及舒张期瓣环的直径。

二尖瓣关闭不全的间接征象如下。

1. 反流量测量

通常采用以下 3 种方法。①半定量法，测量心脏收缩期左心房低信号区的面积与左心房面积之比，定量二尖瓣关闭不全的程度。②血流测量定量法，于主动脉瓣上及肺动脉瓣上应用 PC 法测量主动脉瓣上及肺动脉瓣上的血流速度，得到左心及右心的每搏输出量，计算二者之差，得到二尖瓣关闭不全的反流量。③MR 容积测量定量法，通过心脏短轴面电影图像，利用心功能软件测量左心室及右心室的每搏输出量，计算二者之差，得到二尖瓣反流量。在无瓣膜反流时，利用此种方法测量左、右心室的每搏输出量差别小于 5%。

2. 左心室形态及功能异常

左心室功能损伤的程度是判断术后效果的重要指标，包括左心室收缩末期直径、收缩末期容积指数和射血分数（EF）。美国心脏协会（AHA）心脏瓣膜疾病治疗指南建议：左心室收缩末期直径 45 mm，EF 60% 为判断手术效果的标准。心脏长、短轴面电影可以测量左室收缩末期直径及收缩、舒张期室壁的厚度，测量收缩末期容积指数和 EF 以及心肌重量；MR 容积测量结果被认为是心室容积、每搏输出量、EF 及心肌重量的金标准。

3. 左心房扩大

判断缺血性心脏病导致的二尖瓣关闭不全：通过 MR 心肌灌注法发现心肌缺血及梗死的范围、程度，判断存活心肌等。

（唐至立）

第四节　心肌病

心肌病是一类伴有特定的形态、功能、电生理等方面改变的心肌疾病。1995 年世界卫生组织/国际心脏病学协会（WHO/ISFC）公布的关于心肌病定义和分类的报道中，强调将伴有心功能异常的心肌疾患定义为心肌病。该分类法结合临床、病理生理、病因及发病机制等多种因素，将心肌病分为扩张型心肌病、肥厚型心肌病、限制型心肌病、致心律失常性右心室心肌病以及不能分类的心肌病。

一、肥厚型心肌病

肥厚型心肌病（HCM）的心肌肥厚以非对称性为特点，这是它与高血压、主动脉狭窄等疾病引起的心肌肥厚的不同之处。

（一）病理与临床表现

HCM 典型的病理表现为心肌重量增加，心肌细胞异常肥大、排列紊乱及间质纤维化等。研究发现，HCM 患者中约 50% 为常染色体显性遗传。本病可见于任何年龄，临床可无症状或呈非特异性症状，如呼吸困难、晕厥、起源不明的心律失常等，最严重者表现为猝死。

HCM 以心室壁肥厚为特征，多累及左室，以累及室间隔的非对称性肥厚最为常见，少数前室间隔肥厚者右室心尖及前壁可同时受累。根据有无左室流出道梗阻可分为梗阻性肥厚型和非梗阻性 HCM。目前认为 HCM 是一种与遗传密切相关的疾病，约半数患者为家族性发病，为常染色体显性遗传。家族性 HCM 中约 50% 的患者作为心肌收缩单位的肌原纤维节的构成蛋白可见基因异常。

HCM 的病理改变包括心肌细胞肥大、变性（有时伴有心肌细胞错综排列），间质结缔组织增生等。心肌错综排列是指心肌细胞间联结紊乱、重叠、迁曲、交错和异常分支，正常的心肌细胞排列消失。肥厚部心肌细胞及核异常肥大，肌束排列错综紊乱为 HCM 的特征性病理改变。肌束排列紊乱常伴有"丛状"纤维化。心肌壁内出现小的冠状动脉病变，如管腔变窄、管壁肥厚，为继发性改变。

HCM 形态学表现为左室或双心室壁增厚，功能上表现为舒张期肥厚心肌的顺应性降低。心肌收缩功能正常，甚至收缩功能增强。心肌肥厚常为非对称性，多累及室间隔。非对称性间隔肥厚（ASH）是 HCM 的特征性表现。室间隔与左室后壁厚度比 ≥1.5，为室间隔增厚。HCM 根据有无压力阶差可分为梗阻性和非梗阻性。梗阻性 HCM 发生心脏事件的概率较大。心肌肥厚好发于基底部室间隔、中部室间隔及心尖部，基底部和中部室间隔肥厚可引起左室流出道和心室中部的梗阻。以心尖肥厚为主者可称为心尖部 HCM。HCM 患者多无症状，有症状者常表现为呼吸困难、胸部压迫感、胸痛、心悸、易疲劳感、头晕等。但最应引起重视的是猝死。

HCM 可无症状，常见的临床表现主要与脑缺血、心肌缺血有关。左室流出道梗阻，引起脑供血不足，导致头晕、晕厥；心肌肥厚，耗氧增加，肌壁内小的冠状动脉病变，使心肌血氧需求大于供给，导致心绞痛、心律失常；左室顺应性下降，左室舒张末压和左房压升高，引起肺淤血，可出现气急、劳累后呼吸困难；室性心动过速或心室纤颤常可导致猝死。梗阻型患者于胸骨左缘第 3 ~4 肋间闻及粗糙的喷射性收缩期杂音。

常见的心电图表现为左室肥大，ST-T 改变，可有异常 Q 波。心尖肥厚型患者可在心前区导联出现巨大的倒置 T 波。

（二）MRI 表现

MRI 能显示心肌肥厚的部位和程度。Pons 等认为，超声能够显示全心肌节段的 67%，而 MRI 可达 97%。对心尖部 HCM 的诊断 MRI 更有优势。心脏 MRI 除了能充分显示异常肥厚心肌的部位、分布，房室的内径、形态，左室流出道狭窄情况等外，还可利用相应的软件计算左室功能，精确测定诸如左室心肌质量、左室舒张末期容积及 EF 等参数。MRI 电影左室短轴像于舒张末期测定室壁厚度，可以容易地确定非对称性间隔肥厚型 HCM 的诊断。在显示心肌肥厚的同时，MRI 电影尚可区别梗阻性和非梗阻性 HCM，而且能够观察 HCM 常伴有的二尖瓣关闭不全。HCM 的左室重量和 EF 值增加，收缩期心室内腔明显变小，甚至观察不到。应用相位对比法速度编码 MRI 电影还可以测算冠脉血流储备，HCM 患者多低于正常人。

在 SE 序列 HCM 肥厚心肌的信号在 T_1WI、T_2WI 一般表现为等信号，同正常心肌。极少数情况下肥厚心肌在 T_2WI 上可呈混杂信号，提示病变心肌缺血、纤维化。

MRI 电影从短轴面、左室水平或垂直长轴面及双口位（左室流入道和流出道在同一层面显示）观察形态及功能。

1. 心腔形态改变

可见以下改变。①心室腔窄小，室间隔非对称性肥厚时心室腔可呈倒锥形，心尖肥厚时心室腔可呈铲形，在左室长轴面显示较清楚。左室流出道梗阻以左室四腔心层面观察清楚，左室中部梗阻则以左室长轴显示较好。晚期心腔可有扩大。②室壁肥厚，可累及心室任何部位，以室间隔最常见，可累及游离壁、心尖、乳头肌等，病变心肌显著肥厚，超过 15 mm。室壁厚度的分析、测量选择舒张末期在短轴面进行，结合左室长轴面。心尖肥厚型以左室水平长轴或垂直长轴显示最佳，心腔形态多呈铲形。HCM 几乎不累及左室后壁，故以肥厚心肌/左室后壁厚度比值≥1.5 为判断标准，其特异性达94%。③左室心肌重量增加，HCM 左室重量增加是反映心肌肥厚的指标之一。研究显示，HCM 的左室重量一般为 127.6 ~ 275.6 g。左室重量的增加与心肌舒张能力呈负相关。运用 MRI Argus 软件可以较准确地计算出左室的重量。④左心房可正常或不同程度扩大。

2. 心室功能改变

可见以下改变。①异常肥厚部心肌收缩期的增厚率降低，而正常心肌增厚率正常或代偿性增强，也有研究显示正常心肌增厚率可降低。心脏整体收缩功能正常或增强，EF 值多正常或增加，心功能不全时，EF 值下降。心肌标记 MR 成像可以显示心肌局部的形态改变，反映该处心肌的功能状况，对于 HCM 的诊断及预后价值有待进一步研究。②在 MRI 电影"双口位"上，非对称型肥厚性 HCM 的肥厚心肌向左室流出道凸出，引起左室流出道梗阻，收缩期二尖瓣前叶向室间隔前向运动（SAM），加重流出道的梗阻。收缩期左室流出道至主动脉腔内可见条带状低信号的喷射血流，左房内起自二尖瓣口的低信号血流提示二尖瓣反流。

3. 心肌灌注 MR 成像

冠脉造影未见狭窄性病变的 HCM 患者约37% 双密达莫（潘生丁）负荷试验可诱发心肌缺血。心肌缺血主要由于心肌纤维化引起，心肌肥厚，心肌内小动脉异常（中膜及内膜增厚），心肌细胞排列异常，左室压力升高引起的冠脉血流储备降低以及肥厚心肌的需氧量增加也是引起心肌缺血的原因。根据我们的经验，静息条件下 MR 心肌灌注扫描，肥厚心肌心内膜下也常出现缺血改变。HCM 的心肌首过灌注 MRI 灌注减低，心肌灌注储备指数（FPRI）低于正常心肌，心肌肥厚程度越重，FPRI 越低，提示心肌小冠状动脉病变引起的心肌缺血。心肌灌注延迟期成像，病变心肌可出现异常强化，多呈点状、片状异常高信号，少数可呈类似于心肌梗死的心内膜下或透壁性强化，提示心肌局部的变性、坏死或纤维化。典型的 HCM 延迟增强扫描，肥厚心肌部可见斑片状增强改变，提示延迟增强区见有纤维化或瘢痕组织。由于心肌活检时多从右心室取材，所取标本也仅限于右室壁的 2～3 处，MRI 与病理难以进行一对一的比较分析。有学者推测 HCM 患者心肌组织学改变即使没有炎症细胞浸润和血管增生，心肌纤维化也可显示明显的增强。但是无症状或仅有轻微症状（纽约心脏协会心功能分级Ⅰ或Ⅱ级）的 HCM 患者也会出现延迟增强现象，与左室 EF 值无关，可见延迟增强并不仅见于纤维化。有研究提示，均匀致密心肌强化与片状不均匀心肌强化局部心肌收缩功能无显著性差异，而散在斑点状心肌强化者局部心肌收缩功能明显好于前两者；非透壁性心肌强化者局部心肌功能显著好于透壁性强化者。有学者提出，延迟增强的范围与 HCM 患者的预后，特别是猝死有相关性。MRI 在评价 HCM 的预后及临床危险性方面具有较好的应用前景。

二、扩张型心肌病

扩张型心肌病（DCM）是原发心肌病中最常见的类型。尽管通过各种影像学方法的互为补充，可以明确地显示本病的形态和功能异常，但由于没有特异性的影像学征象，必须结合临床并除外其他病因后才能作出 DCM 的定性诊断。

（一）病理与临床表现

多见于 40 岁以下的中青年，临床症状缺乏特异性。可分为左室型、右室型和双室型。病变以心脏增大为主，心腔扩张主要累及左心室，常见附壁血栓。室壁可以正常或略增厚，晚期多变薄，也可有左心室附壁血栓形成。以左心室或双侧心室腔扩张和室壁运动功能降低改变为主。DCM 病程长短各异，起病初期部分患者可有心悸、气短，但大多是早期表现隐匿且发展缓慢，部分患者心脏增大后病情进展缓慢，多年不出现心力衰竭，发展快者迅速恶化，可在 1～2 年死亡。因此，应早期诊断并注意定期随访。听诊一般无病理性杂音，心电图可显示双侧心室肥厚、各类传导阻滞及异常 Q 波等。

（二）MRI 表现

MRI 可见以下表现。①心肌信号改变，SET_1WI、T_2WI 心肌多表现为较均匀等信号，少数病例 T_2WI 呈混杂信号。心腔内附壁血栓在 T_2WI 上常呈稍高信号。②心腔形态改变，常规采用横轴面、心腔短轴面及心腔长轴面来观察心腔形态。回顾性心电门控，HASTE 黑血序列可清晰地显示心脏解剖结构，一般心室横径增大较长径明显。仅有左心室腔扩大者为左室型，室间隔呈弧形凸向右心室；仅有右心室腔扩大者为右室型，室间隔呈弧形凸向左心室；左、右心室均扩大者为双室型。③心室壁改变，部分病例早期受累心腔心室壁可稍增厚，晚期则变薄或室壁厚薄不均，左心室的肌小梁粗大。④心脏功能改变，电影序列图像可以清晰地显示 DCM 的心室腔扩张和室壁运动功能降低，心肌运动幅度减低，收缩期室壁增厚率多下降。⑤瓣膜反流，因瓣环扩大导致的关闭不全，通常二尖瓣瓣口反流量大于三尖瓣瓣口。

确诊 DCM 应结合临床表现，除外风湿性心脏病、冠心病、高血压心脏病晚期、大量心包积液以及三尖瓣下移畸形等，如能结合年龄、性别、病史和临床表现及相关影像学检查则不难鉴别。风湿性心脏病联合瓣膜损害及二、三尖瓣关闭不全晚期左、右心增大，心功能降低和 DCM 相似，主要鉴别点为风湿性心脏病有显著的瓣膜器质性病变，如增厚、钙化、脱垂等，并且心力衰竭纠正后心腔可缩小。冠心病有时也可有类似 DCM 的影像学表现，但冠心病多有心绞痛、心肌梗死病史，心电图出现心肌缺血等改变；常出现室壁节段性运动异常，后者在 DCM 很少见。高血压心脏病晚期出现心力衰竭后可表现为心腔扩大、心肌变薄，临床病史有助于与 DCM 的鉴别。大量心包积液除在 X 线平片中不易与 DCM 鉴别外，其他检查方法均容易区分。

三、限制型心肌病

限制型心肌病（RCM）常侵犯心尖部、腱索、乳头肌等，为心内膜及内层心肌的纤维化，常有附壁血栓形成、心内膜增厚等，引起心尖变形、闭塞，双心房明显扩大，以心室舒张功能受限、右心受累为主。根据受累心室及病变程度不同，RCM 分为右心室型、左心室型及双室型。

（一）临床表现

临床上轻者常无症状，右房压升高时出现全身水肿、颈静脉怒张、肝淤血及腹水等右心功能不全的症状。有时可表现为心悸、胸痛等。

（二）MRI 表现

MRI 可见以下表现。①右心室型，黑血及亮血 MRI 显示横轴面右室流入道缩短、变形，心尖部闭塞或圆隆，流出道扩张；心室壁厚薄不均，以心内膜增厚为主；心内膜面凹凸不平；右心房明显扩张，上、下腔静脉扩张；电影 MRI 见三尖瓣反流及右心室室壁运动幅度减低。②左心室型，以心内膜增厚为主的心室壁不均匀增厚，左室腔变形，心尖圆钝；心内膜面凹凸不平；左心房明显扩大；电影 MRI 可见二尖瓣反流。③双室型，兼有两者的征象，一般右心室征象更明显。

右室型和双室型 RCM 与缩窄性心包炎的血流动力学改变及临床表现颇为相似。但 RCM 表现为心内膜增厚、室腔缩小、心尖闭塞，心包正常且无钙化等特点可资鉴别。然而事实上，虽然缩窄性心包炎以心包增厚改变为主，但在发生心包钙化之前，特别是病变的早、中期，有时很难与不典型的 RCM 相鉴别。RCM 伴发巨大右心房时，应与三尖瓣下移畸形相鉴别。

（李　磊）

参考文献

[1] 崔英哲,李家钰,石莹,等.国内外医学教学模式对医学影像学教学改革的启示[J].中国继续医学教育,2022,14(16):194-198.

[2] 徐克,龚启勇,韩萍.医学影像学[M].8版.北京:人民卫生出版社,2018.

[3] 王振常,郭启勇.中华临床医学影像学:头颈分册[M].北京:北京大学医学出版社,2016.

[4] 余建明.中华医学影像技术学:数字X线成像技术卷[M].北京:人民卫生出版社,2017.

[5] Jacob Mandell.核心放射学:影像诊断图解教程[M].王维平,译.北京:人民卫生出版社,2017.

[6] 王振宇,徐文坚.人体断层影像解剖学[M].北京:人民卫生出版社,2016.

[7] 韩萍,于春水.医学影像诊断学[M].4版.北京:人民卫生出版社,2017.

[8] 高剑波.中华医学影像技术学:CT成像技术卷[M].北京:人民卫生出版社,2017.

[9] 郭佑民,陈起航,王玮.呼吸系统影像学[M].2版.上海:上海科学技术出版社,2016.

[10] 唐光健,秦乃姗.现代全身CT诊断学[M].4版.北京:中国医药科技出版社,2019.

[11] 费德尔.影像专家鉴别诊断:腹部分册[M].王霄英,译.北京:人民军医出版社,2017.

[12] 陈克敏,陆勇.骨与关节影像学[M].上海:上海科学技术出版社,2015.

[13] 陈方满.放射影像诊断学[M].合肥:中国科学技术大学出版社,2015.

[14] 曹厚德,詹松华.现代医学影像技术学[M].上海:上海科学技术出版社,2016.

[15] 冯晓源.现代医学影像学[M].上海:复旦大学出版社,2016.

[16] 张嵩.肺部疾病临床与影像解析[M].北京:科学出版社,2018.

[17] 金征宇,龚启勇.医学影像学[M].3版.北京:人民卫生出版社,2015.

[18] 穆勒,席尔瓦.胸部影像学[M].史景云,费苛,孙鹏飞,译.上海:上海科学技术出版社,2015.

[19] W.理查德·韦伯,内斯特·L.穆勒,戴维·P.耐迪.高分辨率胸部CT[M].潘纪成,胡荣剑,译.北京:中国科学技术出版社,2017.

[20] 李真林,倪红艳.中华医学影像技术学:MR成像技术卷[M].北京:人民卫生出版社,2017.

[21] 毛翠平,晋瑞,郑龙,等.医学影像学线上线下教学效果的对比分析[J].基础医学教育,2022,24(12):990-993.